［新版］

医療機関・介護施設の
# リハビリ部門管理者
のための
実践テキスト

（ 部門管理に必要な
7つのストーリー ）

三好 貴之●編著

LOGICA
ロギカ書房

## 「リハビリ部門のマネジメントを学ぶ場がない！まずは7つの手法を学びましょう」

　私は、全国の医療機関や介護施設の経営指導を行っています。具体的には、リハビリテーションを「より効率的かつ効果的に」提供されるように現場のマネジメントシステムを考え、クライアントに提案し、最終的に「利益を出す」のが仕事です。一般的には、「経営コンサルタント」と言われており、リハビリセラピストでこのような仕事をしている人は日本でも数名しかいません。

　かつて、経営者からリハビリ部門に求められていたのは、「患者や利用者へのリハビリ提供」でした。そして、リハビリ部門管理者に求められていたのは主に「教育・人材育成」でした。しかし、今ではどうでしょうか。教育・人材育成に加え、収益管理、報酬改定対応、多職種連携、多事業所連携など多岐に渡ります。さらに、診療報酬、介護報酬の基本報酬が下がっていくなか、リハビリ部門の役割は医療機関、介護施設の経営にとって非常に重要度を増しています。つまり、リハビリ部門の役割が重要になってきているということは、「リハビリ部門管理者の役割も重要」となってきているのです。

　さらに、リハビリ部門内では、急激なスタッフ増加やリハビリセラピストの働く価値観が多様化し、特にモチベーションマネジメントはリハビリ部門管理者にとって欠かせないマネジメントとなってきました。

　しかし、残念ながら私たちリハビリ業界では、管理者を育成し、マネジメントを学ぶ土壌がまだまだ整備されていません。結局、多くのリハビリ部門管理者は、マネジメントを学ぶ場がないために「手探り状態」で日々のマネジメントに追われているのではないでしょうか。

　では、リハビリ部門管理者に限らず、「マネジメント」はどのように学べば良いのでしょうか。それには大きく2つの方法があります。第1に、「持論から学ぶ方法」と第2に、「理論から学ぶ方法」です。

　第1の「持論」とは、言い換えれば、「すでに実践した経験者の考えや主張」です。リハビリセラピストのなかにも法人理事、事務長、施設長など経営に関

わる役職に就いている方もいます。このような役職者の経験から、学んでいく方法です。持論は、学んでいく上では、より実践に近く特別な知識も必要としない反面、その人しかできない、その組織でしか有効でない場合もあります。

　第2の「理論」とは、「あらゆる事象から導き出した法則」のようなものです。言い換えれば、多数の事例をまとめた知識体系で、ここから学んでいく方法です。理論は、再現性があるため誰でもどこでも実践可能ですが、知識ですから、時間をかけて身に着ける必要があります。

　本書は、そのなかでも「理論」を中心にまとめました。私や他著者が、全国の医療機関や介護施設で実践している施策の根底にある「理論」を明示することで、読者の皆さんが再現性を持ってリハビリ部門のマネジメント実践に取り組んでいただけるのではないかと思っております。

　内容は、「外部環境」「リーダーシップ」「フォロワーシップ」「マネジメント」「教育・人材育成」「コミュニケーション」「キャリアデザイン」の7つの手法になります。これらは、リハビリ部門のマネジメントを実践していく上で、最低限度必要なものを取り入れています。


　今、時代は大きく変化しています。地方部における人口減少、都市部での高齢者の急増と人材不足、度重なる診療報酬・介護報酬改定への対応、そして、2020年に始まった新型コロナウイルス対策など、リハビリ部門を取り巻く環境は常に変化し、リハビリ部門管理者のマネジメント力が重要視されているのです。新版では、この時代の変革期に対応するために加筆、修正いたしました。特に、2020年から始まった新型コロナウィルス感染症への対応や、自然災害、そしてそれ以外にも働き方改革やハラスメントなどを新たに追記しました。

　本書の使い方は、最初から読んでいただいても良いし、自分の関心のある内容や実践すべき項目を途中から読んでいただいても構いません。さらに、本書は、「リハビリ部門管理者のマネジメント教育の目次」としても書いており、7つの手法を広く解説することを目的としています。本書を読み終えた後、さら

にマネジメントを学びたい方は、本書の7つの手法を1つひとつご自身で深め
ていただければと思います。

2021年5月


一般社団法人 Medi-Care Management 協会 代表理事

株式会社 メディックプランニング 代表取締役

三好 貴之

# 目次

「リハビリ部門のマネジメントを学ぶ場がない！まずは7つの手法を学びましょう」

# 第1章
## 外部環境要因を知る

# 第2章
## リーダーシップの基礎知識

（三好・甘利）

# 第3章
## リーダーシップとフォロワーシップの融合

# 第4章
## リハビリ部門のマネジメント

# 第 5 章

## リハビリ部門の教育・人材育成

（甘利）

# 第 6 章

## リハビリ部門のコミュニケーション

（細川）

# 第7章

## リハビリセラピストのキャリアデザイン

（細川・廣瀬）

※ story はすべて三好が執筆

第 **1** 章

# 外部環境要因を知る

# 「こんなはずじゃなかった長澤 PT 部長の葛藤」

「はー」

今日もため息が止まらない。あと 2 時間後に「あの会議」が始まる。「あの会議」とは病院の幹部が集まって毎月の実績報告を行う「運営会議」だ。医局、看護部、薬剤部、検査部など部門ごとに毎月の実績を院長の前で報告するようになっている。

長澤智広は今から 25 年前に理学療法士となり、数回の転職を繰り返し、15 年前に樫木病院に就職した。樫木病院は、昭和中期に設立され、そこから 3 代続いている歴史ある病院だ。病床数は 190 床で、かつては、4 病棟とも一般病棟で運営していた。長澤が転職してきた当時は、リハビリ部といっても 5 人くらいの小さな部署で、すでにかなりのキャリアを積んだ先輩理学療法士が 3 人いたため、長澤は管理職ではなく、中堅といったポジションだった。

しかし、今から 6 年前に一般病棟のうち 1 病棟を回復期リハビリ病棟に病床機能変更し、ここから毎年 10 名近くの新人が就職してくるようになった。回復期リハビリ病棟開設後、わずか 3 年で、5 人の部署が一気に 40 名近くになった。毎年、どんどん若いスタッフが増加するに従い、頼りにしていた先輩も徐々に居場所を無くし、退職してしまった。気づけば、一番キャリアの長くなっていた長澤が今から 3 年前にリハビリ部長として任命された。つまり、自らキャリアアップを望んで昇格したのではなく、「他にやる人がいない」という消去法的に決まった昇格人事だったのだ。

しかし、元来、責任感の強い長澤は、このような状況でもリハビリ部長として、何とか頑張ろうと思った。長澤は、他のスタッフ以上に患者のリハビリを行い、学会発表も積極的に行った。もちろん、自分の知っていることは後輩たちに教えようと、時間があれば、個別にスタッフを呼び出し

て指導を行った。何より嬉しかったのは、患者やスタッフたちに「ありがとうございます！」と感謝されることだった。もちろん、長澤自身も「自分の取り組んでいることは間違いない」「病院にとっても良いことだ」と毎日が充実していた。

　状況が大きく変わったのは、半年前だ。まず、12月から3月までに毎月2、3人の退職者が出て、思ったように収益が上がらなくなったことだ。そして、何より長澤の心を痛めたのは、自分が熱心に指導したスタッフから順に「もう疲れました」と退職してしまうことだ。また、追い打ちをかけるように、一般病床の稼働率が上がらないため、地域のニーズを考えて、さらに回復期リハビリ病棟をもう1病棟増加する計画が3か月前に浮上した。

「院長、これ以上はムリです！」
　長澤は、3か月前の運営会議でもう1病棟回復期リハビリ病棟を増加する案にいち早く反対した。
「ムリだと言っても、もうこれはやるしかない。当院の生き残りのためには必要なんだ」
と院長に押し切られる。そして、
「君も、もう少し病院経営を勉強したらどうだ。リハビリの勉強も良いが、それを実践する病院自体の経営が安定していないと元も子もないと思わないか。そもそも、40人も部下がいて、管理職として何の勉強もしていないのはどうなんだ」
　長澤は言い返す言葉がなかった。確かに、同じように看護部長や事務部長はよく病院経営の研修会に参加していると聞いていた。院長と3人で参加していることも時々あるようだ。以前、何度か自分も誘われたが、自分は「できている」という充実感と「経営は経営者がやるものだ」と思っていたため、自分には関係ないと断っていた。そもそも、リハビリの研修な

らまだしも、「自分に関係のない研修会に参加すれば、その日の実績は落ちるじゃないか」と気持ちのなかでは、猛反発していた。

　そして、先月の運営会議では、再びこの話になり、「回復期リハビリ病棟ではなく、地域包括ケア病棟はどうか」「当院もそろそろ通所リハビリのような介護事業を行うべきではないか」など議論が白熱していた。しかし、長澤は"リハビリ"というワードが何度も出てくるが何を言っているのかよく分からなかった。もちろん、長澤にも「どう思うか」と質問されたが、「分かりません・・・」と声を振り絞るのが精一杯で、そのうち質問すらされなくなった。自分だけ完全に議論から取り残されているのがはっきりと分かった。この状況に対する惨めさと、自分は病院のために一生懸命やってきたという怒りで複雑な気持ちだった。

　それ以来、1か月間、毎日のようにこの運営会議のことを考えるようになった。「やっぱり経営の勉強をしないといけないのか」という気持ちと、「それは自分の仕事じゃない」という気持ちが交差する。ただ、1つだけ言えるのは、前回の会議のような惨めな思いはしたくないということと、この1か月はただ悩んで終わったことだけだ。

「はー」
　運営会議が始まる5分前に席に着いた。すると、院長と事務部長ともう1名スーツをきた見知らぬ男性が会議室に入ってきた。
「え〜紹介します。今月から毎月、リハビリ部の指導に来ていただく三浦さんです。三浦さんは、作業療法士で主にリハビリ部門の指導と病床機能変更のアドバイスをいただく予定です」
「え？作業療法士？リハビリ部門の指導？俺の立場は？降格？え？」
　長澤の頭が高速回転する一方で、何の結論も出ない。目の前で何が起こっているのかまったく分からない。

「いいね、長澤君。この三浦さんに色々教えてもらいなさい」と院長がダメ押しで会議がスタート。

　動揺する長澤に対して、運営会議はいつも通り開始される。ただ、違うのは、あの三浦という男が、リハビリ部門の運営や病床機能変更についてテキパキと答えていることだ。事前に渡されていたデータをみながら、
「回復期リハビリ病棟のアウトカム実績はもう５ポイントは上がりますよ。問題は、"分母の入院期間の長さ"ですね」
「それと、一般病棟の早期加算、初期加算が少ないですね。リハビリオーダーの仕組みを変えた方が良いのではないですか」
などなど、聞かれたことにすべて答えている。もう、そこに自分はいないかのような雰囲気だ。結局、会議は、院長、事務部長、看護部長の質問に三浦が答えるという質疑応答の時間で終わる。


　会議終了後、院長、事務部長、看護部長、そして三浦と長澤で今後の計画について話をすることとなった。長澤は、先ほどの会議で動揺している自分に気づかれたくないため、一言もしゃべらなかった。いや、正直、しゃべれなかったという方が正しい。
「長澤さんは、25年目なんですね。じゃあ、私の５つ先輩ですね」
「あっ、そうなんですか。確か、三浦さんも作業療法士でしたよね」
　長澤は平静を装って答える。
「はい。ただ、もう何年も患者さんはみていません。１単位も算定していないペーパー作業療法士です」そういうと、自分以外の全員は笑った。そして、三浦は表情を一変させ、
「長澤さん、あなたの気持ちは良く分かります。それは、経営は、自分の仕事じゃないと思っているでしょう」
「はい。そもそも専門外なんで。急に勉強しろとか考えろと言われても・・・」
　長澤の言葉が止まった途端に三浦が答える。

「専門だけが仕事じゃないはずです。あなたは理学療法士であると同時にリハビリ部長です。最初は誰も専門外です。それは、私も院長も皆同じです。でも、専門外でも勉強しなくちゃいけないんです」

　そして、一呼吸を置いて、三浦は話を続ける。

「勉強するのは、良い病院を作るためです。良い病院を作れば、患者さんにとってもスタッフにとっても良いことばかりです。しかし、ここで難しいのは、勝手に良い病院にはならないのです。誰かがリーダーシップを発揮して、外部環境に合わせて、リハビリ部門の業務改善を行う必要があります。その誰かが、長澤さんです。長澤さん、だから、あなたが、病院のため、患者さんのため、スタッフのために勉強しなくちゃいけないんです！」

　あまりにも力強い三浦の説明に長澤はただ聞くことしかできなかった。全員が長澤の次の言葉を待っている。何か言わなければ。

「じゃあ、何から勉強すればいいですか？」

　三浦がにこりと微笑む。

「はい、その答えを待っていました。まずは、外部環境要因です。もっと簡単に言えば"時代の変化"ですよ」

# 1-1 はじめに

　本書は、リハビリ管理者に必要な「取り巻く環境」「基礎知識」「リードする」「マネジメントする」「教育・人材育成」「コミュニケーション」「キャリアデザイン」の全7章で構成しています。これは、リハビリ部門管理に必要なリーダーシップのスキルを大まかに網羅しています。今、時代の流れとともにリハビリ部門管理者に求められているのは、患者や利用者のリハビリ提供にとどまらず、経営参画、地域包括ケア、多職種連携など様々です。

　第1章では、「外部環境」について解説しています。我々、リハビリセラピストの多くは、医療機関や介護施設で働いており、これらは医療・介護政策によってその働き方が大きく変わってきます。特に診療報酬・介護報酬改定では、具体的にリハビリ提供体制が変わるため、外部環境要因のなかでも非常に重要な部分です。

　第2章では、リーダーシップの基礎について解説しています。リーダーシップとは、目に見えない分、リーダーとフォロワーの間に多くの齟齬が生じます。ここでは、具体的に、リーダーシップの学術的ないしは、実践的な視点を解説し、リハビリ部門管理者に必要なリーダーシップの知識を整理していきたいと思います。

　第3章では、リーダーシップの技術について解説しています。具体的には、外部環境に適応するためにリーダーはどのようにリハビリ部門を変えていくのか、その過程における一番の阻害要因となり得るモチベーションをどのようにマネジメントしていくかについて解説しています。

　第4章では、リハビリ部門管理者自身のセルフマネジメントから部門マネジメントについて解説しています。具体的には、業務マネジメント、時間マネジメント、会議マネジメントについてです。

　第5章では、リハビリ部門管理者にとって重要な、人材育成・教育について解説しています。具体的には、臨床教育、3つの能力開発、OJT と off-JT の

有効な使い分け、キャリア育成システム構築（新人、現職、管理職）について
です。

　第6章では、部下や多職種連携などのためのコミュニケーションについて解
説しています。具体的には、コミュニケーションの基礎（言語・非言語コミュ
ニケーション）、効果的なコミュニケーション多数の手法についてです。

　第7章では、これから大きく変化するであろう、リハビリセラピストのキャ
リアデザインについて解説しています。具体的には、キャリアデザインの考え
方、キャリアモデルの変遷、ビジネスモデルについてです。


　リーダーシップは、山登りに例えられます。何となく歩いていて「山を登っ
ていました」ということはありません。山登りの知識を身につけ、トレーニン
グを行い、「山頂という明確な目標」に到達するため、「多様な技術や道具」を
駆使し、登頂を目指します。

　本書の位置づけは、リハビリ部門管理者がリーダーシップを学ぶ上での「技
術と道具」です。これからリハビリ部門管理者に必要なリーダーシップを学ぼ
うという方、現在、すでにリハビリ部門管理者でありながら、自分のスキル
アップをしたい方、リハビリ部門に存在する多くの課題の解決方法を知りたい
方に向けて書いています。また、最初からすべて読まなくても、必要に応じ
て、途中の章からでも読んでいただいて結構です。

　では、早速、始めていきましょう。


## 1-2　リハビリ部門管理者がマネジメントを学ぶ意義


　理学療法士及び作業療法士法が施行されて50年以上が経過しました。理学
療法士・作業療法士そして言語聴覚士を合わせると20万人を超える人数とな
りました。このなかで、どれくらいが管理職として働いているのかは不明です
が、一般的に管理職は、多くの企業では、2割から3割いることが通常です
が、これを私たちのリハビリ業界に当てはめれば、全国に4〜6万人が管理者

の役割を担っていることとなります。

## 1-2-1 リハビリ部門管理者が求められるもの

　しかしながら、リハビリセラピストに対する管理者教育は、ここ数年で少しずつ増加しているものの、リハビリ部門管理者の育成教育や就任後の継続教育は不十分であり、多くの管理者は手探り状態で日々の仕事を行っているのではないでしょうか。

　私たちのリハビリ業界を見ていると、現在、毎年、1.5万人以上のリハビリセラピストが世に出る大量生産時代となりました。単純計算すると、あと10年で15万人増加し、その時には、35万人のリハビリセラピストが働いていることになります。もちろん、我々を取り巻く環境もかつての「リハビリセラピストが少ない状態で、どのように効率的・効果的にリハビリを提供するか」という時代ではなく、「今、働いている"たくさんの"リハビリセラピストで、どのように効率的・効果的にリハビリを提供するか」という考え方に変わってきています。つまり、少人数では必要なかったリハビリ部門管理者のマネジメントの知識や技術が、この大量生産時代には、必要になってきているのです。

　「我々は専門職であり、管理者教育は不要」という考え方もあるかもしれません。確かに我々、リハビリ業界においては、「名プレイヤー＝名監督」という図式が成り立つ場合も多々あると思います。それは、新人を始め、若いリハビリセラピストの多くは、高度な知識・技術を身につけ、患者や利用者に還元することを喜びとする人が多く、その先頭を走っている先輩の名プレイヤーは「憧れの存在」であるからです。確かにその憧れの存在が「右向け右」でリーダーシップを発揮し、リハビリ部門のマネジメントを行うことも可能です。

　しかし、それが通用するのは、10人程度の小さな部門や毎年新人が数人しか就職しないような場合で、最近では、このような職場もかなり減ってきたのではないでしょうか。さらに、医療も介護も多職種協働の時代です。リハビリをリハビリ部門だけで提供する時代ではなく、医師、看護師、介護職、管理栄養士、介護支援専門員など多職種協働の「チーム」で進めていかなければなら

なくなりました。たとえ、リハビリ部門の人数が少なくても、患者や利用者の ADL 支援や在宅復帰などには、必然的にリハビリセラピストにマネジメント能力が求められているのではないでしょうか。

　では、マネジメントとは何なのでしょうか。マネジメントとは、限られた資源（人・モノ・金・情報）のなかでいかに「効率的・効果的」にアウトカム（結果）を出すかということです。これを考え、実行するのがマネジャー（manager：管理職）です。そのマネジャーとなるリハビリ部門管理者には、大きく2つの視点を持つことが求められます。それは、「鳥の目」「虫の目」です。

　まず、「鳥の目」とは、全体を俯瞰する視点のことです。言い換えると、全体最適の視点です。リハビリ部門の資源が適切に配置され、機能し、アウトカムが出せるような構造になっているか、また、リハビリ部門だけではなく、病院、施設、法人、社会全体に良い影響を与えているかなどを考えていきます。これには、リハビリの知識だけでは十分ではなく、外部環境である医療・介護政策がどのように推移しているか、特にそのなかでも診療報酬・介護報酬の知識は必須です。さらに、経営上必要な、財務、人事、経営戦略など主に「経営管理」に必要な基本的な知識は身につけておく必要があるでしょう。

　2025年、2040年に向けて、報酬制度はこれからも次々とドラスティックに変化してくるでしょう。病院、診療所、介護施設では、これに対応するためにいち早く優秀なリハビリ部門のリーダーを育成することは経営戦略上かなり重要です。また、すでにこのような優秀なリハビリ部門の管理者がいるのであれば、次は、その下、またその下と継続的に次々と優秀な管理者が出てくるような施策が必要です。さらにここ数年では、新型コロナウィルスのような感染症対策や自然災害への対策も求められ、リハビリ部門管理者に求められるマネジメントの範囲もかなり大きくなっています。

## 1-2-2　リハビリ部門管理者の「鳥の目」「虫の目」

　さらに、我々の主な働き場所である病院、診療所、介護施設は、社会保障費

抑制の旗の元、診療報酬・介護報酬改定の度に次々と算定要件が変化し、特に入院基本料やサービス提供時間といった「基本報酬」が下がっています。

　しかし、一方で、高齢者医療・介護における「リハビリテーション前置」の考え方によって、リハビリに関する加算が増加し、医療機関や介護施設の経営上、非常に重要なポジションを占めるようになってきています。リハビリ部門管理者は、リハビリ部門内だけをみるのではなく、自分の働く施設や法人の「全体最適」という「鳥の目」を持たなくてはならなくなりました

　次に、「虫の目」とは、現場で起こるより詳細な事象への視点です。事故やクレームの原因分析、スタッフの教育やモチベーションの問題など現場をしっかりと観察した上で、どのような対応を取るかを考えていきます。これには、人材育成、モチベーションマネジメント、キャリアデザインなど主に「人」に関わる部分の知識が必要です。

　特に 2019 年に施行された働き方改革関連法によって、日本人特有の「勤労奉仕」的な労働観はなくなり、更に「個人主義」へと向かうでしょう。また、2020 年の新型コロナウイルスの出現によって今まで以上の感染対策、リモートワーク、ICT 化などリハビリ部門に求められています。

　さらにこれからは、AI（artificial intelligence：人工知能）、ICT（Information and Communication Technology：情報伝達技術）、IoT（Internet of Things：モノのインターネット化）などの最新テクノロジーがリハビリ業界にも導入されていくことでしょう。これは、リハビリ業界に限った話ではないですが、このような最新テクノロジーの発達は、私たちの働き方そのものを変えていきます。例えば、患者の基本情報を基に AI がリハビリテーション計画を立案し、ICT にてその情報が瞬時に担当セラピストの端末に届き、簡単な訓練内容なら IoT によってリハビリ機器にて代替えできるようになるかも知れません。手書きの書類は消え、カンファレンスや会議はテレビ電話などで行われるようになります。

　このように変わりゆく時代のなかでリハビリ部門管理者がマネジメントを学びマネジメント能力を身につけることは、非常に重要となってきたのです。

# 1-3　リハビリ業界をとりまく時代の変化

　私たちのリハビリ業界に大きく影響を与えるのは、やはり医療・介護政策だと思います。医療政策でいえば、1945年から1985年は、医療基盤の整備と量的拡充の時代です。まだ、全国的に医療施設数が少なく、公的病院の整備が急ピッチで行われます。さらに、高度経済成長期も重なり、民間病院も多く設置された時代です。この時代のリハビリ部門は、理学療法士・作業療法士が制度化されたのが1960年ですので、病院にリハビリセラピストがいること時代が珍しい時代だったでしょう。

　そして、1985年から1992年は、医療提供体制の見直しの時代です。この時代では、二次医療圏内の必要病床数が決められ、今までのように病院が自由に病床数を増やせなくなりました。この頃から病気でない患者の入院である「社会的入院」というのが徐々に問題として顕在化してきます。まだ、介護保険の無い時代ですので、高齢者を中心に「病気が治っても帰れない」という患者が入院していました。

　この問題を解決するためには、「リハビリを行って、患者のADLを高めれば退院できる」という期待感が生まれました。リハビリは、今までにない「第3の医療」として障害に対しアプローチを行うことで、在宅復帰の救世主として注目されます。しかし、当時はまだリハビリセラピストが病院に1人か2人のような少ない人数で提供していたため、救世主となるには量的に不十分であったと思います。また、脳卒中をはじめ、長期的なリハビリや介護の提供が必要な患者にとっては、在宅復帰後のフォローアップも十分ではなく、結果、この時期のリハビリが在宅復帰を目的とするのにはまだまだ遠い時代でした。

　そして、いよいよ2000年の介護保険導入を迎えます。介護保険法の第1条には「有する能力に応じ自立した日常生活を営むことができるように」と示されており、自立支援を前提としています。ここで、リハビリは再度注目を浴びます。特に政府が示した「新ゴールドプラン」においては、介護保険導入に向

けて、ホームヘルパーやケアマネジャーと共にリハビリセラピストの量的拡充が計画され、リハビリセラピストの養成校が急増すると同時に、リハビリセラピストも急増していくこととなります。

　そして、2000年は、さらに「回復期リハビリテーション病棟」が新設され、日本初のリハビリ専門病棟が制度化されました。この介護保険導入と回復期リハビリテーション病棟の制度化は、我が国に一気にリハビリを浸透させるきっかけになりました。

　そして、再度、大きな転機を迎えるのが2006年の診療報酬・介護報酬同時改定です。日本の医療・介護政策が「高齢化社会に向けて」舵を切るなか、リハビリ提供体制が大きく変わります。それまでは、リハビリの提供体制は、「理学療法」「作業療法」「言語聴覚療法」に分かれていたものが、「疾患別リハビリテーション」として「脳血管疾患等」「運動器疾患等」「呼吸器疾患」「心大血管」に分かれ、20分1単位として算定されることになりました。さらに、各疾患別によって「標準的算定日数」が設定され、当初は、それを超えると「リハビリはできない」とされていました。これには、各方面から大反対が起こります。特に患者団体からの反対運動がおこり「リハビリ難民」という社会問題化として取り扱われるほどの反響でした。後に、条件付きで標準的算定日数を超えてもリハビリは可能になりましたが、2018年の診療報酬改定で要介護被保険者は、2019年3月末までとなりました。

　この2006年の診療報酬、介護報酬同時改定に大きな影響を与えたのは、「高齢者リハビリテーションの在り方に関する研究報告書」です。このなかで、2000年以降、追い風だったリハビリに関し、次のような厳しい指摘を受けたのです。

　　○長期にわたって効果の明らかでないリハビリテーション医療が行われている

　　○医療から介護への連続するシステムが機能していない

　　○目標や計画に基づかない単なる機能訓練を漫然と実施することがあってはならない

　この報告書を機に、2006年の診療報酬・介護報酬同時改定では、標準的算定日数の設定やリハビリは患者・利用者ごとに計画書作成、リハビリ提供の個別化など大きく変わりました。さらに、2015年介護報酬改定では、心身機能に偏ったリハビリに関し、活動と参加にもバランスよく働きかけるべきだと指摘され、活動と参加に対するリハビリが推進されました。

　このような変遷のなかで我々、リハビリセラピストが求められるものも大きく変わってきました。この点については、大町他（2017）[1]が次のようにまとめています。

　その変化の過程として、1960 ～ 1990年を技術に熟練したセラピスト（Skilled Therapist）、1991 ～ 2010年を科学的根拠に基づくセラピスト（Academic Therapist）、2011年以降を組織・社会課題解決に役立てるセラピスト（Integrated Therapist）として3つの時期に分岐しています。

　特に2011年以降は、2025年問題に向けて、各医療機関や介護施設は、地域医療構想や地域包括ケアシステム構築、病床削減、介護保険施設の淘汰など非常に厳しい経営状況が続くなか、リハビリ部門の重要性が高まってきています。

　特に、大町他（2017）の指摘の通り、2011年以降は、医療機関や介護施設のリハビリ部門は、患者や利用者にリハビリを提供するだけではなく、家族、地域住民、多職種など幅広く、患者や利用者の「活動と参加」を促すための「教育・指導」的役割が求められるようになってきました。地域包括ケアシステムのなかで医療機関や介護施設は「地域のなかのインフラ」としての機能が求められているのです。つまり、これからは、専門職であると同時にその専門性を幅広く活用できるような提供体制が求められ、リハビリ部門管理者は積極的に業務改善を実践していく必要があるでしょう。

　また、2021年度介護報酬改定では、自立支援、重度化予防においてリハビリの役割が更に重要となりました。これからリハビリ部門の役割は、「病気になってから」だけではなく「病気にならないために」の予防の観点でのマネジ

メントが求められます。また、5G 時代には ICT を用いた利用者の評価や運動指導は更に加速していき、それに合わせて、報酬制度もどんどん変化していくでしょう。

## 1-4　過剰供給時代に向けての人材育成・キャリアデザインの重要性

　このように診療報酬・介護報酬が変化していくなか、各医療機関、介護施設においてリハビリ提供体制も変化してきました。では、これからはどうなっていくのでしょうか。

　これからと今までの大きな違いは、医療機関、介護施設という保険機関が徐々に淘汰・減少していくなかで、我々リハビリセラピスト数は増加し続けるという現象です。

　リハビリセラピスト数は、2000 年を契機に急増しています。一方、病院数や介護施設数は、2040 年以降は、都市部以外は徐々に減少していくことが予測されます。よって、2040 年以降もリハビリセラピストとして働いている 30代以降の若い世代にとっては、「一生安泰」ではないでしょう。

　厚生労働省（2016）「医療従事者の需給に関する検討会　第 2 回 理学療法士・作業療法士需給分科会」によれば、「2025 年までに雇用を増やしていく予定ですか」という問いに対し、「増やしていく」と回答した施設は、3 〜 4 割となっています（図表 1-1）。

　これを多いとみるか、少ないとみるかですが、介護保険が始まった、2000年や、回復期リハビリテーション病棟が急増した、2006 年から考えると、非常に少ないと思います。つまり、残り 6 〜 7 割は、積極的には増やす予定はないということになり、今後、かつてのような大量雇用が生まれるのは考えにくい状況です。

　しかし、これは経営者やリハビリ部門管理者とっては、良い人材を採用できる機会です。今までは、「人手不足」でどんな人でも採用せざるを得ない状況

**図表 1-1**
理学療法士・作業療法士・言語聴覚士需給調査

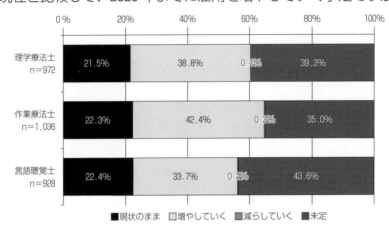

## 現在と比較して、2025 年までに雇用を増やしていく予定ですか。

■現状のまま　□増やしていく　■減らしていく　■未定

３職種ともに「増やしていく」と回答した施設の割合が、「現状のまま」よりも高かった。
理学療法士、言語聴覚士では、「未定」と回答した施設の割合が若干高かった（理学療法士 39.3%、言語聴覚士 43.6%）

四病院団体協議会
　医療従事者の需給に関する検討会　第２回 理学療法士・作業療法士需給分科会

だったかも知れません。しかし、需給が逆転した今、自分のリハビリ部門に必要な人材を「選択」できる時代になったということです。人材教育も非常に重要ですが、それ以前に「採用活動」がこれから重要になってきます。自分たちのリハビリ部門が「どんな人材を求めているか」を明確にし、基準を作り、それに合う人材を採用していく仕組みを作り上げることが必要です。

　さらには、人件費に関しても、経営者やリハビリ部門管理者にとっては、低く抑えられますが、リハビリセラピストにとっては「給与が上がらない」構造になっていくことが予測されます。実際に、日下隆一（2013）[2]、『理学療法士・作業療法士の給与総額とその規定要因について』では、リハビリセラピストの給与は、薬剤師、看護師と比較すると低く、さらに 2011 年を境に年収400 万円を割っています。

　年収400万円だと普通に生活はできると思いますが、マイホーム、マイカーを所有しながら、年に数回、旅行を楽しむような生活は厳しいでしょう。それでも、ここから年功序列で給与が上がればよいのですが、すでに年功序列の給与制度は多くの職場で崩壊しています。さらに終身雇用制度も同じ状況であり、今までのように「長く同じ職場に勤めるメリット」が徐々になくなってきています。これは、リハビリセラピストに限った話ではなく、長く日本人の生活を支えてきた企業における「年功序列」「終身雇用」の制度が見直されてきていることも影響しているでしょう。

　つまり、このようなリハビリセラピストの需要と供給の逆転や雇用管理制度の変化によって、「今まで通り」というわけにはいかなくなります。各リハビリセラピストがどのような働き方をするべきかという視点に関しては、第7章で詳細に解説していきますが、本章では、リハビリ部門管理者としてこのような状況下で、どのようなリーダーシップが求められるのかを考えていきたいと思います。

　診療報酬・介護報酬では、リハビリの点数の多くは「出来高払い」で設定されています。施設基準や疾患の割合によって違いますが、リハビリセラピスト1人当たりの収益は、おおよそ60～90万円／月です。例えば、10人の患者に1日当たり6単位のリハビリを提供しようとすると、1日60単位算定可能です。

　これをリハビリセラピストが1日当たり18単位算定しようとすると、「60÷18＝3.3人」のリハビリセラピストが必要になります。この3.3人のリハビリセラピストが確保できなければ、医療機関や介護施設は、「機会損失」となり、本来は得られるはずの収益を逃していることになります。よって、人材不足の時代においては、「1人でも多く」の採用を目指していたわけです。

　しかし、今度はこのような「量的」に人材が満たされれば、次は「質的」に良い人材を満たす方向にシフトしていきます。何をもって「質が高い」と判断するかは各医療機関や介護施設で違うと思いますが、リハビリ部門管理者は、自法人や自施設の経営理念、方針、目標を具現化するための人材を確保してい

く必要があります。また、そのような人材を確保し、定着させるためには、リハビリ部門においてのキャリアデザインの作成や見直しが必要です。

　それは、今までのような「画一的、一律的」なものというよりは、個人の実力、キャリア志向に合わせ「多様的」に設計する必要があるでしょう。

（参考文献）
　1）大町かおり・高木俊一編著（2017）『リハビリテーション職種のキャリアデザイン』（株式会社シービーアール）
　2）日下隆一（2013）『理学療法士・作業療法士の給与総額とその規定要因について』佛教大学保健技術論集第7号51-59頁

## 「外部環境要因を学び経営メンバーへと認められた長澤リハ部長の変貌」

　　今日は、長澤と三浦のミーティングの日。前回の会議から長澤は不安な気持ちで一杯だった。もし、この三浦の言うことを聞かなければ、樫木病院での自分の立場がなくなるのではないかと気が気でなかった。

　　そんな暗い表情の長澤を気にもする様子もなく、三浦は話を始めた。


「じゃあ、長澤さん、よろしくお願いします」

「はい、よろしくお願いします」

「では、早速ですが、こちらの資料をご覧ください」

　　三浦は、資料を長澤に手渡した。

「これは・・・？」

「"地域医療構想"はご存知ですか？」

「いえ、知りません」

「地域医療構想とは、2014 年に始まった制度です。今までは、二次医療圏ごとに病床数が決まっていました。そして、今度は、地域の人口動態と入院受療率を計算し、二次医療圏内にどのような病床機能が何床必要かを厚生労働省シミュレーションしているものです。この資料をみれば、この地域にどんな病床機能があり、過剰、不足も良く分かります」

「はー。これが、私にどのように関係があるのですか」

「ここを見てください。この樫木病院の医療圏は、急性期は病床が多く、回復期病床が少ないのです。そこで、院長が今後、大規模急性期との競合を避け、回復期病床に特化していきたいと考えておられます。つまり、この病院は「リハビリ機能」が重要になるのですよ」

　　三浦は、丁寧に話をした。長澤もさすがにここまでかみ砕いて説明されれば分かる。1 時間ほど、三浦から今後の病院の経営方針を聞いた。以前

も、会議中に院長や事務長から聞いたことはあったが、「自分は経営には関係ない」と思っていたので、真剣に聞いていなかった。三浦の話が進めば、進むほど、樫木病院の生命線がリハビリだと分かると身の引き締まる思いだった。

「私の話は以上ですが、今後、どうしましょうか」

　三浦は、自分は分かっているが、一応、長澤の意見を聞きますというような態度で質問した。長澤は"間違ってはいけない"と思い、腕組みをしたまま押し黙った。

「長澤さん、黙らないでください。黙っていては何も分かりません」

　三浦は、長澤よりも年下だがはっきりとものを言った。

「リーダーと言うのは、分からないことによく直面します。どんな優秀なリーダーでもなんでも知っているわけではありません。ただ、リーダーが黙ってしまうと、部下は不安になります。実際に、今、私は、不安でいっぱいです」そういうと、三浦は少し笑いながら長澤に話しかける。

「失礼しました。私は、部下ではありませんでした。ただ、私の仕事は、樫木病院リハビリ部門の意思決定をするのではなく、あくまでもそのお手伝いです。私もリハビリ部門のスタッフも長澤さんが黙っていては何も分からないのです。分からないものを頑張るというのは不安でしかありません」

　長澤は"教えてください"と言えば楽になるのは分かっているし、おそらく三浦もその言葉を引き出そうとしているのだろう。だからこそ、言いたくない気持ちが強くなる。絶対に自分のプライドが許さないのだ。ただ、何かを言い返さないといけない。しかし、その前に口を開いたのは、三浦の方だった。

「ところで、現在のリハビリ部門で算定している診療報酬の資料はありますか」

　長澤はあっけにとられたが、自信を持って答えた。

「あーそれは、うちは医事課で計算していますから。私はノータッチで

す」

「そうですか。じゃあ、それは何とかしないといけませんね」

「何とかって」

「病院で働くリハビリ部門にとって、診療報酬は、車の運転で言うところの道路交通法みたいなものです。信号は赤は停まれ、青は進めというように。つまり、診療報酬を知らないというのは、道路交通法を知らずに、車の運転をしているようなものです。それってどう思いますか」

「危ないと思います」

「そう！そうですよ」

　三浦は、両手を叩いてパチンと音を立てた。

「リハビリ部門のリーダーは長澤さんですから、つまり、車の運転手です」

「じゃあ、私は診療報酬制度やうちの算定状況を知っておくべくということですか」

「その通りです！では、早速、始めましょう」


　三浦は、過去10年の診療報酬の変遷について長澤に説明した。まず、医療制度の変遷によって、その都度、リハビリ提供体制も変わってきていること、さらに、2000年の介護保険導入、2006年の診療報酬・介護報酬同時改定によって、高齢者医療充実のための「リハビリ前置主義」が組み込まれていること。そして近年では、在宅復帰だけではなく、その後の活動と参加へのアプローチが求められていることなど、今まで遠巻きで聞いてきたことが、実は、樫木病院のリハビリ部門にとっても大切だということと。

　そして、何より長澤が感じたのは、そのような激変する外部環境のなかで、院長や事務長、看護部長が一生懸命に勉強しているのはこのようなことで、確かに、リハビリ部門のことは自分が勉強しないといけないということだ。

　それから長澤は、早速、医事課に行って、リハビリ部門に関連する診療報酬の算定状況を確認した。最初は、何が書いてあるのか分からなかったが、医事課職員が丁寧に教えてくれたり、三浦にメールで質問しながら勉強していった。

　勉強していく中で、今の診療報酬制度が、2004年の高齢者リハビリテーション研究会報告書や地域包括ケア報告書などに基づいて改定されていることが分かった。

　また、病院経営の雑誌を見てみると、自分と同じリハビリ部長のインタビュー記事がたくさん掲載されていた。そして、それらに共通していたのは、まず地域にとって自院が必要な役割を担っていること、さらに、その役割を最大化するために人材育成に力を入れていることだ。今まで、ただ患者をみて、病院経営は自分の仕事ではないと思っていた自分が恥ずかしくなった。


　月に1回の三浦とのミーティングや自分自身での勉強、医事課職員とのデータ分析などを繰り返し6か月が経過し、再度、あの「運営会議」にのぞむ。三浦が来てからは、三浦と経営幹部が中心に話をしていたが、今日から三浦ではなく、自分が発言することになっている。ここ数か月は、一般病棟を回復期リハビリテーション病棟か地域包括ケア病棟のどちらにするか、するとしたら何床するのかという議論が続いていた。いよいよ、長澤が発言する順番が来た。

「えー、いつもは私、三浦がお話しさせていただいておりますが、本日から長澤リハビリ部長がご発言されます。では、長澤部長どうぞ」

「はい。私もまだ不勉強なもので正しいかどうか分かりませんが、リハビリ部門としての見解を申し上げます。もう1病棟は、回復期リハビリテーション病棟が良いと思います。と言うのも、すでにある当院の回復期リハビリテーション病棟は、他院と比較して脳血管疾患が多く入院されております。脳血管疾患は入院期間が運動器疾患に比べると入院期間が長くなる

ので、その分、ベッド回転率が悪くなります。よって、もっと病床数が必要だと思います。また、脳血管疾患のリハビリを毎日6単位以上算定すれば、地域包括ケア病棟よりも1日当たりの入院単価が高くなります。問題は、リハビリセラピストの増員ですが、最近は、以前よりも採用もしやすくなっているので、早めに採用活動を始めれば、何とかなると思います」

　半分以上は、三浦の受け売りだが、それでも6か月間勉強してきたので、長澤は自信をもってしゃべった。
「あと、やはり、当院のような200床未満病院では、通所リハビリや訪問リハビリの介護分野でのリハビリ提供が必要になると思います。まずは、退院患者を対象に訪問リハビリから開始できればと考えています」

　長澤が発言している間、院長は食い入るように長澤の資料を見ていた。そして、長澤の発言が終わると間髪入れずに、
「よし、じゃあ、その路線で本格的に考えよう。長澤君、よく発言してくれましたね。この資料、理事会でも使うので、私にもデータをもらえないかな。あと、回復期リハビリテーション病棟が2病棟と言えば、この地域では、一番の病床数になる。もっと、病院全体でリハビリに力を入れて行こう」
　会議に出席している経営幹部全員が長澤を見ている。以前は、この会議に出ても居場所がないと思っていたが、初めてこの会議に、いや病院経営のメンバーとして迎え入れらたような気がした。そして、全員が長澤の方を見ている。
「長澤さん、いい感じです。さあ、黙っていないで、何かしゃべりましょう」
　三浦が、長澤に対しいたずらに耳打ちした。

# 第 2 章

# リーダーシップの基礎知識

**Before story**

# 「地域包括ケア病棟の松本リーダーの挫折」

　　松本沙耶は、作業療法士になって10年が経過した。松本の勤める滝沢病院が新たに地域包括ケア病棟を設置し、松本はこの地域包括ケア病棟のリハビリ部門のリーダーとして専従配置された。地域包括ケア病棟は、疾患別リハビリが入院基本料に包括されているため他の病棟のように1日中、患者のリハビリを実施するというよりは、患者の在宅復帰に向けて、居宅訪問や家族指導など仕事内容は多岐にわたる。

　　松本は、急性期病棟に配置されていた時は、ベッドサイドリハビリが中心で主に離床や立位訓練を中心に行っていた。しかし、地域包括ケア病棟では、病棟専従のスタッフとしてADL訓練を中心に行えることで、作業療法士としてより専門性を発揮できると張り切っていた。そして、できれば、他の病棟よりも患者のADL支援を多職種で支援実施するようなモデルを作りたいと思っていた。

　　地域包括ケア病棟に配置されたリハビリスタッフは5名。松本以外は、みんな5年未満の若いスタッフだ。もちろん、全員、地域包括ケア病棟での勤務は初めてで他の病棟と何が違うのか他の職種も含めて手探り状態で出発した。病棟がオープンして1か月もしない間に問題が発生した。

　「松本先輩、ちょっとどうにかしてくださいよ。先生が次々、リハビリの指示を出すものだから、俺もう手一杯ですよ」

　　そう言ってきたのは、5年目の理学療法士である坂下昇だ。

　「そうは言っても、指示が出たらやらないわけにはいかないでしょ」

　「そうですけど、結局、これじゃ他の病棟と一緒じゃないですか。先輩から先生にもう少し患者さん減らすように言ってくださいよ」

　「まあ、また機会があったら言っておくわ」

　　坂下以外にも同じような不平を言ってくるスタッフは多かった。

　　そして、月に1回開催している地域包括ケア病棟のリハビリ部門のミー

ティングで松本は、スタッフに対して提案をする。

「まだ、患者さんの臥床時間が長いので、日中に集団リハビリをやりたいと思うのだけどどうですか」

　一番先に口を開いたのは、坂下だ。

「え、そんな時間ないですよ。誰がするんですか。看護部がするなら良いですけど、俺たちがするのは、ムリだと思います」

　他のスタッフもうつむいたまま賛成する気配がない。

「そんなに長い時間じゃなくて30分程度の集団体操から始めようと思っているんだけど」

「先輩、30分って。もう、俺らの休憩時間もなくなりますよ。勘弁してください」

「あなたはいつも自分のことばかりね。私は、患者さんのために言っているのよ」

「そんなこと言われても時間が限られているじゃないですか。それに、先生に指示を減らすように言ってくれたんですか」

「それは、まだ言っていないけど、その話は、今、関係ない話でしょ」

「関係ありますよ、1日中、疾患別リハをやっているのに、いつ集団リハができる時間があるんですか。俺は、できないですよ」

　そんな押し問答で結局、その日は、結論は出なかった。

　そして、次の日は病棟内で各職種のリーダーが集まる会議だ。松本はここでも、日中の集団リハビリについて提案する。しかし、結果は、昨日の会議と同様に、

「忙しくて手伝えない」

「リハビリスタッフだけでできないのか」

「転倒したら誰が責任取るの」と反対意見の嵐だった。

　これではとても集団リハビリなんてできそうにない。

　それならば、自分でやるしかない！

　松本は、自分の担当患者だけでもと思い、3人の患者に病棟で集団リハ
ビリを始めることとした。まずは、昼食の始まる30分前に担当患者を3
名集めて集団体操をしようと思ったが、1名は「入浴時間」ということで
病室にはいなかった。さらに残り2名のうち1名も開始後すぐに、病棟の
ケアワーカーから「トイレ誘導の時間なので」と脱退し、結局、疾患別リ
ハビリと変わらない1対1で体操をすることになった。これでは、集団体
操どころではなく、ただの"個別体操"だ。
「他の病棟よりも患者のADL支援を多職種で実施するようなモデルを作
りたい」と思って地域包括ケア病棟のリーダーになったが、たった3人の
集団リハビリさえできないありさまだ。自分も他の人たちと同じように今
まで通り変わらず患者のリハビリだけをやっていればよいのか、今、自分
が考えていることは間違っているのか、いや、何か自分は悪いことをしよ
うとしているのか、そんな考えが頭のなかを巡る。

「リーダーってこんなに孤独なものなの？」

　昼休憩に職員食堂で1人そんなことを考えていた。職員食堂のテレビは
お昼の生放送が大きな音で流れており、目線は一応、テレビをみている
が、内容はまったく入ってこない。両手にお茶の入ったコップを持ったま
まどれくらいじっとしていたのだろうか。
「なに、ボーっとしてんのよ。何か悪いものでも食べた？」
　そう近寄ってきたのは同期の理学療法士である三枝紀子だ。今は、病棟
が変わったが、以前、配置されていた急性期病棟ではお互い協力し合いな
がら患者のリハビリを行っていた。また、年齢も同じ年で、明るい性格の
三枝には何度も励まされてきた。
「あっ、紀子。私、何だかリーダーに向いていないみたい」
「なんで、あんなに張り切って地域包括ケア病棟にいったじゃない。しか
も、リーダーって私たち同期じゃ一番の出世頭よ」

「でも、私、何にもできなくて・・・今日も・・・病棟で・・・」

　今日の出来事を紀子に相談しようと思ったが、自然に涙があふれた。そうだ、地域包括ケア病棟に来る前は自分は何でもできると思っていた。自分がリーダーになれば、自分の思うような仕事ができると思っていた。しかし、現実は、まったくの反対だった。自分自身への失望、紀子のような周りの人たちの期待に沿えない不甲斐なさ、そんな感情が松本の心を押しつぶしそうになっていた。

「そうそう。辛かったんだね。早く、言ってくれれば良いのに」

　紀子は、松本の背中をさすって慰めた。紀子の優しい手が松本の背中を上下に往復する度に、大量の涙があふれ出る。

「ごめんね。私、紀子の顔を見たら、ホッとしちゃって」

「リーダーって大変だもんね。それで、今日、病棟で、何か"失敗"したの」

「もー失敗って決めつけないでよ」

「だって、泣いてたら普通失敗してるでしょ。成功してそんな泣き方する人いる？」そう言って２人で笑った。

「そんな時は、上司である木村科長に相談すればいいのよ。だって、科長って、そういう勉強会とか結構、行っているらしいわよ」

「勉強会？」

「そう。リーダーシップとかマネジメントとか。私は難しくって分からないけど、うちのリーダーもよく科長に相談に行ってるみたいよ」

「そうなんだ」

「うちのリーダーも性格は本当に良い人なんだけどね。ちょっと頼りないところがあって。でも、毎月、科長のところに相談に行くようになって、何か、こう、しっかりしたというか、頼りがいが出てきたというか、なかなか良くなっていたというか」

「ちょっと、紀子、上から目線じゃない」

「あっ、そっか。違うの、違うの。でも、変わってきていることは確か

よ」

「私も行ってみようかな」

「いいじゃない。私は話は聞けるけど、アドバイスなんてできないから行ってみなよ」

「そうね。このままじゃ、何も変わらないもんね」

　紀子と分かれ食堂を出た松本だった。科長に相談するとは言ったもののどう相談すれば良いのか。私をリーダーに推薦してくれたのは科長だが、その期待を裏切ることにならないだろうか。何もできない私の代わりに誰か他の人をリーダーにしようと思っているのではないだろうか。相談するのも気が重い。

　スタッフルームに戻ると、自分宛てのメモが置いてあった。

*「科長に折り返し連絡をしてください」*

　本章では、リハビリ部門管理者が知っておくべきリーダーシップの基礎知識について解説していきます。そもそもリーダーシップとは何でしょうか。部下を励ます、教育する、会議の司会をする、他部署との調整、備品購入の決済など多岐に亘ります。なかには「えっ、これもリーダーの仕事なの」と捉えどころのないものです。特に最近では、自然災害や、新型コロナウイルス感染症などの市場リスクが増加しています。そして、このような有事ともいえる状況下では、リーダーシップが今まで以上に求められます。また、リハビリ部門においてもこのような市場リスク発生時にどのようなリーダーとして行動をとるのか、部下に対し、どのような指示を出すのかなど求められるでしょう。また、ここまで大きなことでなくても、例えば、日常的に起こりうる急な退職による人材不足、患者からのクレームなど日々職場のトラブルへの対応が求められていることでしょう。

　ここでは、まず、基礎知識としてリーダーシップの理論を説明していきます。

　次に、部長、科長、主任、リーダーに求められている具体的な役割は何なのかを解説します。そして、リーダーシップだけでなく、中間管理職として重要なフォロワーシップについても考えていきます。

　そして最後に、リーダーに必要な論理的思考のなかでも比較的使いやすい4つの方法を紹介します。

## 2-1　リーダーシップ論の変遷とリハビリ部門への適応

　リーダーシップとは何か。この問いに対する答えは、人それぞれでしょう。実際に経営学の世界でも同様に、「学者の数ほど定義がある」と言われています。ただ、やみくもにリーダーシップをとらえるのではなく、今までの経営学の世界で研究されてきた調査を通じて、リハビリ部門を良い方向に導くための示唆が得られるものです。では、リーダーシップ論の変遷をみていきましょう。

## 2-1-1　リーダーシップの資質理論

　「あの人は、リーダーにふさわしい」そんなことを聞いたことがあるかもしれません。また逆に「あの人はリーダーシップに欠けるよね」ということもあります。つまり、これらは、リーダーにふさわしい「資質」を指しているわけです。実際に1940年代までは、リーダーシップに関しては、このリーダーにふさわしい「資質」を調べている研究が多くありました。

　その研究のなかでは、リーダーにふさわしい人の肉体的な特徴や教育歴や性格などが調査されています。しかし、残念ながら「これ」と言うものが見つかっていないのです。例えば、「身長が高い方がリーダーシップがある」という結論もありますが、身長が低い人でもリーダーシップがある人も多くいます。よって、この資質理論は、未だ結論が出ていないのです。

　リハビリ部門のリーダーを決めるときに、非常に優秀なスタッフを「あの人だったら大丈夫だろう」というその人の資質で決めてしまうことがあります。しかし、実際にリーダーになったら一気にパフォーマンスが低下してしまうことがあります。それは、その人は、スタッフとして優秀だっただけで、リーダーとして優秀かどうかは別の話なのです。つまり、その人の資質だけで人事を決めることはある意味危険なことなのです。

## 2-1-2　リーダーシップの行動理論

　では、次に、「優れているリーダーは、どんな行動を取っているのか」という研究が1950年代以降に行われるようになります。有名な研究として、オハイオ州立大学の研究があります。これは、リーダーシップを「タスク」と「人間」の二次元でとらえています。

　「タスク」とは「構造づくり」で具体的には、規則で管理すること、部下に細かく指示を出すこと、部下がもっと努力するように刺激することなどです。一方、「人間」とは、「配慮」で、具体的には、部下にモラルの重要性を強調すること、部下を平等に扱うこと、部下に対し友好的であることなどです。

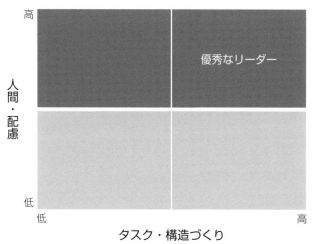

タスク・構造づくり

　そして、組織を高業績に導くリーダーシップは、この「構造づくり」と「配慮」をミックスさせ、高いレベルで行動を取っていることであるとしました（図表2-1）。

　確かに、リハビリ部門の運営を考えても、収益を上げつつ、質の高いリハビリを提供するためには、部下に的確な指示を与えながらもコミュニケーションを取り励ますという「構造づくり」と「配慮」の2つの要素が必要でしょう。しかし、これを1人のリーダーが全て担うのは大変なことでしょう。できれば、リハビリ部長、科長、主任など管理職が役割分担をきちんとして、どちらかかに偏らないようにしたいところです。

　また、リハビリ部門が急拡大した場合は、「構造づくり」が不足している場合が多くみられます。例えば、収益の管理システムがない、教育制度がない、そもそもリーダーの業務分掌が不明確など「ルール不足」が散見されます。ぜひ、これを機に、構造づくりに取り組んでみましょう。

## 2-1-3　リーダーシップのコンティンジェンシー理論

　リーダーが取るべき行動は、その時、どんなフォロワーがいるか、そんなタスクに取り組んでいるかなどその時々の状況によることもあります。フレッド・フィードラーは、リーダーとフォロワーの関係性、タスクの目標や手順などの構造化の程度、リーダーの権限という3つの指標を用いて、それぞれの状況にあったリーダーシップの行動を調査しました（**図表2-2**）。

　ここでは、部下との関係も良く、タスクも構造化され、職位の権限も強い時と弱いの両極では、仕事思考が有効であるという結果になり、中程度であれば、人間関係志向が有効という結果になりました。つまり、リーダーが取るべき行動は、その状況に合わせて「良い行動」が変わってくるというものです。

　リハビリ部門を運営していても同様に、例えば、退職者が続いたり、スタッフの不満が溜まっていたり、組織の状況が良くないとしましょう。その時に、「じゃあ、みんなで腹を割って話し合いましょう」と言ったところで、不満が爆発するだけです。このコンティンジェンシー理論で言えば、このような状況では、タスクに対して目標や手順を明確にしたり、リーダーの権限を高めていくことになります。

図表2-2

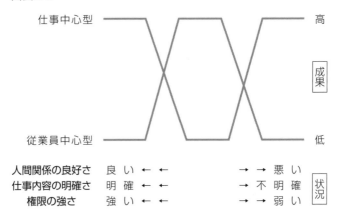

## 2-2 各役職に求められるリーダーシップ
## （部長、科長・主任、リーダー）

　それぞれの階層に応じて期待される役割や、発揮すべきリーダーシップは違ってきます。では、どのように違うのでしょうか。

　リーダーシップ論の第一人者であるJ.P.コッターの名著『リーダーシップ論』によると、「上司は部下がどんな情報や助けを必要としているのか、魔術師のごとく見通し、与えてくれるものだ、と多くの部下が思っている」と言います。確かにこのような素晴らしい上司もいますが、全ての上司に対してそのような期待をすることは非現実的でしょう。上司も人間ですので、部下が期待するような完璧な上司などは多くはいません。

　しかし、それぞれの階層で求められる役割を意識し、一歩でも前に進みながら高みを目指していきたいです。そのために各階層でのリーダーシップ発揮のポイントを整理していきます。

### 2-2-1 部長

　部長は、経営者の側近です。その部門の最高責任者です。リハビリ部門であればリハビリ部長に看護部門であれば看護部長という立場です。リハビリ部長が指揮管理する部下は概ね30〜100名と、病院の規模によっても様々です。

　では30名の部下を持つ部長と、100名の部下を持つ部長とで大きくリーダーシップが違うかというと、実はそれほど大きくは変わりません。なぜなら「経営者の右腕である」「その部門の最高責任者である」ということは病院の規模にかかわらず、役割としては同じだからです。

　それぞれの役割に基づくリーダーシップの発揮について考えてみましょう。

**❶　経営者の右腕としての役割**

　経営者の仕事は、経営判断をすることです。最終決定権を行使するのが経営

図表 2-3　それぞれの役割

| | 役　　割 | 特　　徴 | プレイングマネージャーの割合 |
|---|---|---|---|
| 部長 | ・経営者の側近（右腕）<br>・その部門の最高責任者 | 経営者の経営判断に資する活動が多いため、多角的な視座が求められる。 | △ |
| 科長・主任 | ・病院運営の鍵となる存在<br>・その部署の責任者 | 院内全体での影響力が最も強い。 | ○ |
| リーダー | ・若手職員の良き相談役・教育責任者 | 科長・主任以上の管理者と、若手職員とのギャップを埋める。 | ◎ |

者です。しかし、経営者が全ての事業や部署の情報を 1 人で集めて分析することはできません。よって、それぞれの機能ごとに細分化し、役割を付与しています。

　リハビリに関しての経営判断に資する情報収集や分析は、主にリハビリ部長が担います。例えば、部署内の人員構成・配分は適切か、長期的なビジョンに基づく教育や育成は行われているか、人事評価は適切か、経営的な収益を念頭に置いた業務が適切に行われているか、物品管理・安全管理状況に問題はないかなど、経営資源の公立的な運用や管理が求められます。特に感染症や自然災害発生時には、経営者の方針を受けて、いち早くリハビリ部門内の対策を講じる必要があり、そのためには日頃からの準備が大切になります。そして一番必要な準備とは「経営者とのコミュニケーション」です。日頃のコミュニケーションが非常時には、「あうんの呼吸」として非常に役立ちます。

　しかし、これらも経営者と同様に、全て部長が管理することは難しいでしょう。よってリハビリ部門管理者の役割をさらに細分化して、科長や主任などに分担していきます（**図表 2-3** 参照）。

## ❷ リハビリ部門の最高責任者としての役割

　通常、部長は経営者からある一定の権限を委譲されます。例えば、リハビリ部内の教育や人事考課、小額の備品購入決済、他部署や他の医療機関との情報連携、養成校との調整による実習生の受入れ・学生指導など、経営者に事細かに伺いを立てずにある程度は現場の判断で行えることも多いはずです。病院の規模が大きくなればなるほど、このような権限委譲が大事になります。もちろん適宜報告の義務はありますが、全ての決裁を経営者に伺っていたら時間がいくらあっても足りません。

　委譲された権限を行使するには、強いリーダーシップと管理能力が問われます。組織内の情報やお金の流れ、教育システムや評価基準、物品管理や安全管理など、それぞれの「仕組みづくり」と「実行」が必要不可欠であり、その2つに対してリーダーシップを発揮するのが部長の役割と言えます。

　時代の流れや情勢、地域や環境の変化、病院に対する期待の移り変わり、人の価値観や常識の変化など、経営者に近い立場になればなるほど、見える（見ている）景色は変わっていきます。つまり上司である部長と一般職である部下とでは、見える（見ている）景色は違うのです。

　特に自然災害や新型コロナウイルスのような市場リスクが発生している時や報酬改定で現場のオペレーションを変えなければならない場合は、経営者に対してきちんと情報提供を行い判断を仰がなければなりません。また、それと同時に、部下に対してもどうするのかを「分かりやすく」伝え、具体的な方略を策定、その実行を断固たる決意で行っていくことが部長のリーダーシップ発揮の重要なポイントと言えるでしょう。先ほどのリーダーシップの行動理論でいえば「タスク・構造づくり」が仕事の中心となります。

## 2-2-2　科長・主任

　リハビリ科長が指揮管理する部下は概ね10〜50名と、こちらも病院の規模によって様々です。科長は、部長から指示を受けた内容をさらに細かく実行レベルまでブレイクダウンします。医療業界に限らず一般的に見ても、その組織

図表 2-4

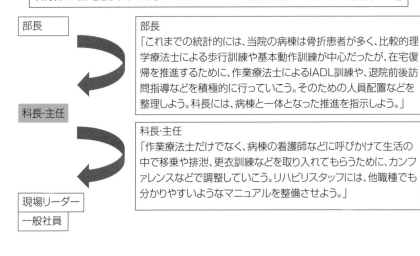

の運営のカギとなるのが科長クラスではないでしょうか。

　部長は経営的な大きな枠組みで経営者とともに戦略を練ります。それに対して科長は、現場の最前線で部下ととともに活躍するリーダーです。部長が示した戦略を実行レベル（戦術レベル）に具体化するのが科長の役割です（**図表2-4 参照**）。

　例えば、経営者から「病棟の在宅復帰率を高められるよう、質の高いリハビリを模索するように」と指示が出たとします。部長は「これまでの統計的には、当院の病棟は骨折の患者が多く比較的、理学療法士による歩行訓練や基本動作訓練を中心に行ってきた。しかし、これからは、在宅復帰をさらに推進するには、特に作業療法士による IADL 訓練をもっと力を入れなければならない」と戦略を練ります。

　それを受けて科長は「しかし、作業療法士だけでは IADL を高めきれない。看護師や介護職にリハビリの視点を指導して、生活の中でのリハビリを多く取

り入れてもらうように環境を整えよう」と戦術を練ります。そして、それらを病棟のカンファレンスや会議等で他職種のリーダー等と調整して実行に移していきます。

　つまり、より現場レベルでの戦術を考えて担当部署と調整し、早期に具体化、実行に移していくというのが科長の重要な役割です。

　科長はいわゆる「プレイングマネジャー」です。管理的な業務も行いながら現場で部下とともに一緒に汗を流す職務です。自分の専門職としての役割と共に、管理側としての俯瞰的な視点も求められます。リーダーは、主に現場に近いマネジメントに対し、科長や主任は、業務や部署のマネジメントが求められます。つまり、フォロワー「個人」からフォロワー「全体」に変わるのです。よって俯瞰的な視点を新たに持つ必要があります。これがリーダーと科長、主任との大きな違いです。

　よって、現場に軸足を置きつつも一歩引いた位置で全体を見渡すことが必要です。現場での「プレイヤー」の際はこれまでの知識技術を持って患者に対して熱い想いで突き進みますが、「マネジャー」の際は冷静な視点で分析しながら戦術を練ります。科長は「熱い心と冷静な頭」が特に求められます。さらに、感染症対策や自然災害発生時には、いち早く「現場の状況」を部長や経営者に伝える必要があります。これには、日頃から部長や経営者とのコミュニケーションの中で「どのような情報を求めているのか」を理解しておくことが重要です。

## 2-2-3　リーダー

　リハビリ部の現場リーダーが指揮管理する部下は概ね2〜10名であり、病棟内のリハビリリーダーや、外来リハビリ部門のリーダーなど、少人数で一番現場に近い位置でリーダーシップを発揮します。リーダーも科長と同様に「プレイングマネジャー」です。リーダーは1日を通じて他のスタッフ同様にリハビリを行いますので、科長よりもさらに「プレイヤー」としての色が濃くなります。

　「マネジャー」としては新人や異動して間もない部下などに対して OJT を中心とした指導・教育を行いつつ、リハビリに関わる身近な訓練用品や備品の維持管理、現場での安全管理の徹底といった役割を持ちます。

　現場に近いリーダーは、新人から「一番相談しやすい相手」です。みなさん、一度は新人時代を経験してきたと思いますが、当時、相談してきたのは現場リーダーではなかったでしょうか。良いことも悪いことも一番影響を受けたと思います。リーダーは新人に対して一番影響力があるという点をリーダー本人が十分理解して部下の指導・管理をしていく必要があります。

　新人からすると、普段部長や科長に相談するという行為はハードルが高すぎてそもそも声もかけにくいものです。こういった上司と新人との間のジェネレーションギャップや価値観の相違を埋めていくこともリーダーにとっては非常に重要です。新人の小さな悩みや不満をリーダーがしっかりと聴取し、それを新人とともに改善策を模索していく。そういう信頼関係を構築し、風通しの良い職場作りの基礎を築くことが、リーダーによるリーダーシップ発揮のポイントとなります。先ほどのリーダーシップの行動理論でいえば、「人間・配慮」ということになります。

## 2-3　各役職に求められるフォロワーシップ

　リーダーがリーダーである行動をとることを「リーダーシップ」と言い、フォロワーがフォロワーである行動をとることを「フォロワーシップ」と呼びます。

　フォロワーシップの理論的枠組みや効果的な運用については3章で詳しく述べますが、ここでは、フォロワーシップの役割や、その効果について、まずは簡単にイメージアップできるよう整理していきます。

### 2-3-1　フォロワーシップの流れ

　フォロワーシップの発揮には3つの流れがあります。

　1つ目は、その上司に対する「報告・情報提供」という流れです。2つ目は「部下に対する具体的指示・実行の監督」という流れです。そして3つ目は「実行の当事者となって部下と共に行動する」という流れです。それぞれを具体的に見ていきましょう。

### ❶　「報告・情報提供」という流れ

　組織運営や改革の旗振り役は最高リーダーである経営者です。ビジョンを示しその方向に全てのスタッフの意識を向け進んでいきます。最終的には、Goを出して組織全体を動かす役割は経営者にあります。しかし、経営者がその判断を行う時には、多くの情報を収集・分析して整理していく過程が必要となります。その情報の収集は、部下であるフォロワーの大きな役割です。

　各部署のリーダーが管理している部署ごとの人材や施設、備品、経費、実行しているプロジェクトなどの多くの情報は日々常に変化があるため、必ず最新のものを集めていく必要があります。どうやって経営者がその情報を集めるのか。それはフォロワーからの「報告・情報提供」が多くを占めます。もちろん経営者自らが現場に赴き、目で見て確認することも極めて重要ですが、毎日すべての部署を経営者が見て回ることはできません。よって、定期的なフォロワーからの「報告・情報提供」が不可欠となります。しかし、その「報告・情報提供」も無秩序に行わせていると、内容の伴わない形式的なものばかりになってしまいます。

　フォロワーは、経営者が「今、何の情報を必要としているのか」を常に考え、先取りしてその情報を収集し「報告・情報提供」していくことが重要です。フォロワーは、自分が経営者になったつもりで「今どの情報が一番必要か」「どの項目に重点を置いて分析すれば良いか」「今この情報よりも適切な情報はないか」など考えながら情報を収集すると、「報告・情報提供」という流れに対して、より質の高いフォロワーシップの発揮が可能となります。感染症や自然災害、またリハビリ中の事故などのいわゆる「緊急事態」には情報の混乱が起きやすくなります。経営者の方針を組み取りつつ現場に「適確かつ、具

体的な」指示を出していかなければなりません。

### ❷ 「部下に対する具体的指示・実行の監督」という流れ

　経営者が全てのプロジェクトの工程を形作り、スタッフ全員にリーダーシップを発揮して管理していくことはできません。リーダーから指示を受けてそれを具体化するのはフォロワーの役割です。

　組織運営や改革の旗振り役は最高リーダーである経営者ですが、その組織運営や改革を完成に導くのはリーダーではなくフォロワーなのです。その点を部長以下が十分に理解していないと「経営者はああ言っているけれども、実際にどうやってやるの」「やり方も示さないので全く分からないし、できない」「指示しっぱなし」と、経営者に対して不満を抱いてしまいます。

　しかし、経営者は悪い言い方で言えば「指示しっぱなし」で良いのです。それを具体化して実際に実行へ移していくのが、他でもありません「フォロワー」なのです（経営者が監督責任がないとか無責任である、ということではありません）。経営者が現場に対して全て口出しすることが決して良いことではありません。逆に「自分は経営者から認められている、任されている」と思い、自ら考えるべきなのです。

　特に部長は、経営者と同じ視点や考え方を常に持つことが必要です。そのフォロワーシップ発揮の如何によっては、経営者の経営判断に重大な影響を及ぼす可能性が高いからです。文字通り「経営者の分身」となるべく、経営者の一挙手一投足をしっかりと捉えなければなりません。

　実際に経営者から指示が出た場合、その階層に応じて、階層ごとのリーダーがフォロワーに対して具体的な指示を出して形にしていきます。

　例えば「いつまでに」「どのくらいの規模で」「予算はどの程度」「充てるスタッフ数や時間は」「定期的な会議などによる情報交換は」などと、階層ごとに1つずつ落とし込んでいきます。これは部長であれば、経営者が指示した内容に対してその指示を部長が咀嚼して分かりやすく部下に指示していくという過程です。部下に対して具体的な指示をする場合、部下から見たら部長がリー

ダーシップを発揮していると映ります。反対に経営者から見ると部長が経営者に対してフォロワーシップを発揮していると映ります。

　つまり「部下に対する具体的指示・実行の監督」という経営者に対するフォロワーシップの発揮は、それぞれのプロジェクトの具体化というリーダーシップの発揮の側面を持ちます。これは、科長や現場のリーダーにおいても同じです。リーダーがリーダーシップを発揮することは、リーダーがより上位のリーダーに対するフォロワーシップを発揮していると言えるのです。実際にやることは役職によって限られると思いますが、考えるのは自由です。常に自分よりも1つ上の役職だと考え、どんな行動を取るべきかを選択します。さらに感染症や自然災害発生時には、科長、主任を飛びこえて現場に直接指示を出すこともあるでしょう。その場合、現場の状況を理解しておかなければ、更に混乱を招いてしまうかもしれません。そうならないためには、日頃から現場の状況を正しく把握しておくことが必要です。

### ❸ 「実行の当事者となって部下と共に行動する」という流れ

　経営者から出された指示に基づいて、実際に組織やプロジェクトは運営されていきます。各階層のリーダーが陥りやすい過ちの1つとして「高みの見物となって指示しか行わないこと」があります。これは、指示はするのだけれども、あとは現場に完全に丸投げというものであり、全く一緒に汗をかかないというリーダー像です。誰が聞いても良いリーダーとは思えませんが、実際にはこういうタイプのリーダーはどの組織にも一定数いるのではないでしょうか。丸投げリーダーにはならないよう注意が必要です。

　2つ目で取り上げた「上司に対するフォロワーシップの発揮は部下に対するリーダーシップに繋がる」こととほぼ同義になりますが、部下にリーダーシップを発揮する際にリーダーが一緒に現場で汗をかかなければ良いリーダーシップの発揮にはなりませんし、上司への良いフォロワーシップの発揮になりません。余計な口出しは現場を混乱させるだけですが、「適度な指示を出しながら、目は離さず」が基本です。特に感染症や自然災害時には、まずは「現場に

いる」ことが大切です。現場にいながら言葉だけでは分からない空気感を共有することで現場の状況に則した指示が出せるようになります。

　現場のスタッフと共に汗をかくことでタイムリーかつ生情報が手に入り、その情報が経営者の経営判断に資する洗練された情報へと昇華するのです。

## 2-3-2　フォロワーシップの効果

　フォロワーシップ研究の権威である米国のロバート・ケリー教授の調査によると、組織の出す結果に対してリーダーが及ぼす影響は実は1〜2割で、フォロワーが及ぼす影響は8〜9割であると言われています。それだけフォロワーシップの発揮は組織運営に大きな影響をもたらします。裏を返すと、フォロワーシップが機能するとそのチームの力を最大化し組織の成長につなげることができると言えます。

　数名からなる小さな組織のリーダーから、次のステップである10〜30名規模の中規模の組織のリーダーにステップアップ・キャリアアップするには、その前の段階である小さな組織でのフォロワーシップの発揮が重要となります。小さな組織のフォロワーシップの発揮ができなければ、その上位組織のリーダーには遠く及びません。まずは今所属する部署において、最大のフォロワーシップの発揮を追求しましょう。

## 2-4　論理的思考による部門運営のすすめ

　リハビリ部門のリーダーになると日々、同時進行で多くの課題に取り組むことを求められます。特にプレイングマネジャーの中間管理職は、現場で患者や利用者のリハビリを行いながら、チームや部署の収益管理、新人教育、学会資料の作成支援などを行います。また、それらの課題にもさらに細かく分けていけば、たくさんの課題があります。論理的思考とは、それらを「ごちゃ混ぜ」に考えず、整理して考える思考法です。

　論理的思考の最大のメリットは、問題分析や目標までの計画立案において、

「漏れなく、ダブりなく」考えられることです。これを「MECE（ミーシー、ミッシー）思考」と言います。どうしても人は、自分の考えや思いを中心に主観的に物事を思考します。それ自体は、悪いわけではないですが、どうしても「人による偏り」が出てきてしまい、当然、人間ですから重要なことを忘れたり、見落としたりしてしまいます。それを防ぐためには、リーダーは論理的思考を用いて物事を考えるのは非常に有効なのです。特に近年、リハビリ部門でも目標管理制度を導入するケースが増加してきました。リハビリ部門運営には多種多様な情報があります。これらを整理した上での目標設定や進捗確認が必要です。

　ここでは、論理的思考のなかでも代表的な「特性要因図（フィッシュボーン）」「マトリックス図（SWOT分析）」「ロジックツリー」「WBS」について説明します。

## 2-4-1　特性要因図

　特性要因図とは、別名フィッシュボーン（魚の骨）といわれ、ある課題に対して、その要因を仲間ごとに分け、階層別に分類できます。特に時系列に分類するのに優れています（**図表2-5**）。

　**図表2-5**は、ある病院の「病棟のADL支援を充実させる」ための課題を整理していこうと考えます。ただ、「病院が悪い」「病棟職員が協力してくれない」と指摘しても何の解決にもなりません。ここで、「病棟ADL支援を充実させる」という課題を入院前、入院中、退院後に分け、それぞれの時期にどんな課題があるかを考えています。また、その課題が「なぜ起こっているのか」という原因を考えることで解決策が見つかります。

　これは、課題解決の例ですが、この特性要因図は、目標管理にも使えます。例えば、「1年後に」学会発表をするとします。では、学会発表の1年前には「研究計画作成」、8か月前に「調査」、6か月前に「抄録の提出」など「学会発表」に向けて取り組むべきことが時系列に明確に見えてきます。

図表 2-5

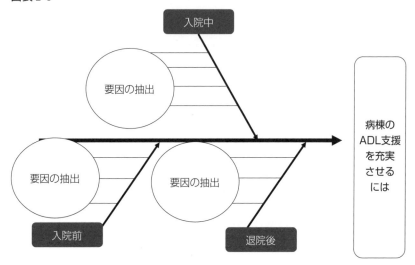

## 2-4-2　マトリックス図（SWOT 分析）

　次に、マトリックス図です。これは、2 次元で物事を考えないといけない場合に使用します。代表的なマトリックス図は、SWOT 分析です（**図表2-6**）。リハビリ部門の内部環境である「強み」「弱み」と外部環境の「機会」「脅威」を掛け合わせて、何をすべきかを考えます。

　一番に取り組むべきは、「強み×機会」です。具体的には、強みとして「リハビリ部門の職員が多い」、機会として「通所リハビリのリハマネ加算の点数が高い」となると、通所リハビリの人員を手厚くし、リハマネ加算の算定数を増加するとなります。

　次に、「弱み×機会」です。具体的には、「がんリハ算定できるスタッフが少ない×がんリハ患者の増加」です。このような場合は、がんリハ算定ができるスタッフを増加させることで克服できる問題です。

　そして、難しいのは、「強み×脅威」の場合です。この場合は、外部環境である脅威を変えることは難しいですから、強みである切り口を変えます。例え

図表 2-6

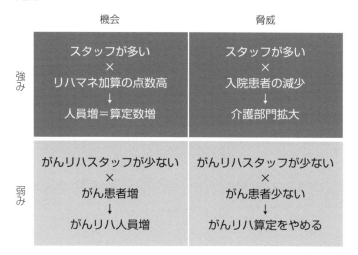

<table>
<tr><td></td><td>機会</td><td>脅威</td></tr>
<tr><td>強み</td><td>スタッフが多い<br>×<br>リハマネ加算の点数高<br>↓<br>人員増＝算定数増</td><td>スタッフが多い<br>×<br>入院患者の減少<br>↓<br>介護部門拡大</td></tr>
<tr><td>弱み</td><td>がんリハスタッフが少ない<br>×<br>がん患者増<br>↓<br>がんリハ人員増</td><td>がんリハスタッフが少ない<br>×<br>がん患者少ない<br>↓<br>がんリハ算定をやめる</td></tr>
</table>

ば、「病棟のリハビリ職が地域で一番多い×入院患者の減少」であれば、「介護部門へのリハビリ拡大」することで、脅威へのリスク回避ができます。

　最後に、「弱み×脅威」ですが、これは、撤退を考えるべき領域となります。ここに取り組むことよりも、強みや機会の領域へ取り組む方が効果的です。

　このように、マトリックス図の2次元で考えることで、内部環境、外部環境が同時に整理することができます。

## 2-4-3　ロジックツリー

　ロジックツリーは、ある結果に対し、どのような要因でその結果になっているかという要因分析に利用します。また、どのような要素を組み合わせれば、その結果が得られるのかということを漏れなく、ダブりなく表現できます。

　例えば、（**図表2-7**）のように、「通所リハビリの利用者を増加させる」という課題に対してロジックツリーを作成していきます。

　まずは、付箋やメモに思いつくことを手あたり次第書いていきます。そし

図表 2-7

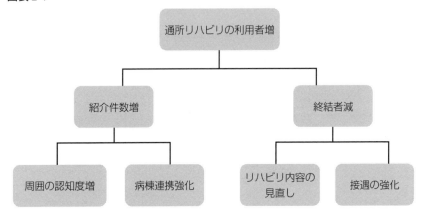

て、そこで出てきた項目を上位項目、下位項目に分けています。

　例えば、「紹介件数の増加」「接遇強化」「周囲の居宅に認知度向上」「終結者減」「退院患者が利用数増加」「リハビリ内容見直し」という項目であれば、上位項目は、「紹介件数の増加」「終結者減」となり、それ以外が下位項目となります。

## 2-4-4　WBS（ワーキング・ブランチ・シート）

　先ほどのロジックツリーは、「要素を抽出する」という点においては優れていますが、これを「いつのタイミングで」実施するかや、さらに各要素の細かな計画を図式がするのは難しくなります。

　ここで WBS を使い、計画に落とし込んでいきます（**図表 2-8**）。例えば、「リハビリスタッフ数の増加」に対しては、「学校訪問」「パンフレット作成」など様々な対策が上がってきます。縦軸の列には、上位項目に対し、下位項目をブランチ（分化）して整理し、横軸の行には「誰が」「何を」「いつまでに」と入れていきます。すると、全体の責任所在や進捗具合が分かってきます。

図表 2-8

解決・改善計画法

| 大項目 | 中項目 | 小項目 | 成果物 | 誰が | 何を | いつまでに |
|--------|--------|--------|--------|------|------|-----------|
| 1. リハビリスタッフの増加 | 1-1 学校訪問 | 1-1-1 学校のリストアップ | 学校リスト | 部長 | リスト作成を | 1週間 |
| | | 1-1-2 就職課へのアポ | | 部長 | 訪問時間の決定 | 1週間 |
| | 1-2 パンフ作成 | 1-2-1 パンフ企画 | 企画書 | 主任会議 | 企画の原稿 | 次回会議 |
| | | 1-2-2 デザイン | ラフ案 | 印刷業者 | パンフイメージ作成 | 2週間以内 |

## 「リーダーシップの発揮方法を学んだ松本の改革」

　松本は午後の業務が始まる前に科長に内線電話を入れる。はやり、私じゃ頼りないから他のリーダーに交替という話だろうか。
「すみません。科長、松本ですけど」
「あっ、松本さん、ごめんね。忙しい時に。いや、どうかなって思って」
「どうかなって、何がでしょうか」
「そろそろ、いろいろと壁にぶち当たる時期かなって」
「えっ、どうしてそれが分かるのですか」
「あっ、やっぱりね。みんな同じように時期にリーダーとしての壁にぶち当たるもんだよ。その時期じゃないと教えられないこともあってね。最近、松本さんのこともそろそろかなあって気にはかけていたんだけど。じゃ、近いうちにミーティングしよっか」
　科長は、予定通りといった反応だった。もしかしたら、他のリーダーもこのように徐々に科長に相談に行くようになったのだろうか。次の日、早速、科長である木村昌平とのミーティングを行った。

　席に着くなり松本は木村にこれまでの経緯を話した。
「科長、病棟での集団リハ導入に関しては、坂下君が大反対して、ミーティングでは決められなかったんです。他のスタッフもあまり乗り気じゃないようでした。また、病棟スタッフも自分たちの仕事ばかり優先して、集団リハができそうにありません。みんな、協力的ではないんです」
「そりゃそうだろう。いきなり仕事が増えて喜ぶ人はいないだろう」
　松本は木村が同調してくれなかったことがショックだった。でも、自分は間違えていないことをアピールしたかった。
「でも、私は患者さんのために必要だと思って提案しているんですよ」
「いやいや、別にそこを批判しているんじゃないよ。たぶん、それは松本

さんの言っている内容ではなくて、進め方に問題があるんじゃないかな」
「進め方ですか？」
「そう。松本さんもリーダーになったのだから、リーダーシップの取り方を学んだ方が良いね」そう言うと、木村は、紙に四角形を書いた。
「リーダーシップというのは、簡単に言えば、スタッフに対して、何か行動をしているプロセスだ。それには、大きく２つあって、縦軸は、コミュニケーションや励ましみたいなもので、これを「人間」とする。この縦軸に関しては、松本さんはスタッフの時から後輩の指導やアドバイスなど上手にしてくれていたからね。だからリーダーに推薦したんだ」
　それで科長は私をリーダーに推薦してくれたのだと始めて理由をしった。
「そして、これから学ばないといけないのは、横軸の「タスク」だ。これは、部下に的確に指示を出したり、詳細な計画を立てたり、仕事の標準化を行ったりするんだ。分かりやすく言えば、「ルール作り」かな」
「でも、坂下君みたいなタイプはルールを守ると思いません」
　松本はすぐに反論する。


「なぜ、そう思うのかな」
「だって、彼は、自分の思うことを思うようにやりたいタイプです。私の指示に従うとは思えません」
　科長は、思わず、声を上げて笑った。松本はなぜ科長が笑っているのか分からない。
「あーごめん、ごめん。"自分の思うことを思うようにやりたいタイプ"って、松本さんも同じだと思ってね。松本さんだって、病棟で集団リハビリをやりたいんだろ、同じじゃない？」
「でも、彼のとは違います。私は、患者さんのために言っているんです」
「なるほど、その違いだね。それを彼には分かるだろうか」
「分からないと思います。まだ、経験が浅いし、目の前の患者さんのこと

で一杯だと思います」

「そうだね。じゃあ、もっと分かるように集団リハビリの重要性を伝えなきゃいけないね。病棟で集団リハビリを実施することが目標だとして、そこまでの詳細な計画は作ってあるかな？」

「計画までは・・・作っていないです」

「坂下君だけではなく、他の病棟スタッフも誰も病棟で患者さんが寝たままで良いとは思っていないよね。その離床を目的として集団リハビリをした方が良いのか分かる。でも、今の現状から、どのようにすれば集団リハビリが実施できるのかの計画がないと、みんなどう動いていいのか分からないだ。」

松本は、何となく分かるような気がするがいまいちピンとこない。

「例えば、俺が病棟内での疾患別リハの実施単位数を増加せよ、と言ったとしてどう思う」

「急に、増加せよと言われても、どう増加させればいいのかが分からないです。今以上に無理をしろって捉えてしまいます。あっ」

松本はそこで気づく。この気持ちは、ミーティング時の坂下君と同じだ。

「ちょっと、分かってきたみたいだね。じゃあ、詳細な計画を立てる方法を伝授しよう」

そういうと木村は、付箋を取り出した。

「じゃあ、どうやったら病棟で集団リハができるか一緒に考えよう。その付箋に何をすれば良いのかを思うままに書いてくれ。正解、不正解、できる、できないは関係ないからね」

そう言って、2人で30枚ほどの付箋を書いた。

「じゃあ、次に、これを整理していこう。今から、ロジックツリーというのを作ってみよう。これは、今、2人で考えたことが、漏れなく、ダブりなく、目標を達成する要素になっているかどうか整理するための論理的思考というものだ」

　まず、木村と松本でお互い付箋に書いた内容を発表し合いながらホワイトボードに貼り付けていった。最初は、同じような内容をグループにしていたが、徐々にその共通点が分かってきた。

　結局、その30枚の付箋に書かれていた内容は、「時間管理」「多職種連携」「集団リハの内容」の3点に集約された。「時間管理」では、疾患別リハの指示を医師任せにするのではなく、指示の出し方のルールを決めること、「多職種連携」では、集団リハが患者だけではなく、病棟スタッフにも良い影響があることを説明すること、「集団リハの内容」では、いきなり難しいことではなく、簡単な内容から始め、徐々にバリエーションを増やしていくことなど計画した。

　確かに、漠然と「集団リハを行う」と言うよりも、この3点に対し、きちんと対策を講じてすれば集団リハ導入がスムーズに行えると思った。
「よし、とりあえず、これでOKっ。松本さん、スタッフの時はね、ほとんど自分ひとりでできることが多いだろ。でも、リーダーっていうのは、少なくとも2人以上でいろんなことをやっていかないといけないから、目標を明確にし、計画を詳細に決めて指示するっていうのが原則なんだ。それも、主観的、感情的だけではなく、このように論理的に考えれば、それを聴いている方も、具体的に"何をすべきか"がイメージしやすいんだ」

　松本は、地域包括ケア病棟のリハビリ部門のミーティングで、再度、病棟での集団リハ導入について話をした。そして、今回は木村と一緒に考えた計画も併せて発表した。まず、「時間管理」では坂下の言うようにリハビリの指示は医師任せではなく、一度、指示のルールを医師と話し合うこと、「多職種連携」は、松本が看護師長と協議し、集団リハの時間は病棟の予定をできるだけ入れないようにお願いすること、そして「集団離リハ」の内容は、まずは誰でもできる簡単なものから始め、最終的には参加者のADL動作に直結するような運動や体操にしていくことなど説明した。

　一番最初に口を開いたのは、坂下だった。

「先生の指示の件ですけど、俺は、やっぱり自宅に戻る患者を優先すべきだと思います。それ以外の患者は集団リハ対応が良いと思います」と、以前とは違い前向きにとらえていた。

　他のスタッフも次々と、松本の計画に枝葉をつけるように提案が行われた。そして、ミーティングが終わるころには、役割分担まで決まり、次回のミーティングでそれぞれ進捗を確認するまでになった。ミーティング直後、松本は坂下に声をかけた。

「坂下君、今日は、すごい前向きだったじゃない。何か心境の変化があったの」

「いえ、俺は変わっていないです。前のミーティングで反対したのは、集団リハを反対したのじゃなくで、どうやったらできるのか分からないからできないって言っただけです。でも、今日、松本先輩がきちんと考えてきてくれたので、これならできるかもと思いました」

　ふと木村科長の言葉が浮かんだ。「明確な目標と詳細な計画が具体的イメージを作る」


　その後、病棟での集団リハは、何とかリハスタッフの頑張りで3か月間継続し、病棟のスケジュールとしても定着してきた。松本は、その成果を病棟スタッフに伝え続けた結果、徐々に協力を得られるようなった。

　半年後、集団リハは、日々、当たり前のように行われるようになっていた。松本は、病棟で集団リハが当たり前に行われている姿を見たときに、1対1で"個別体操"をやったことを思い出した。そして、あの時は、自分はリーダーとして未熟だったことを実感した。今でも毎月、科長とのミーティングは欠かさない。

# 第 3 章

# リーダーシップと
# フォロワーシップの融合

## Before story

# 「生え抜き住友主任のジェネレーションギャップ」

　　住友祐司は、理学療法士となって15年。大学を卒業し、理学療法士の資格を取って以来、地域では一番の大規模病院である犬飼総合病院（550床）に勤務しており、犬飼総合病院の「生え抜き理学療法士」だ。昨年、「リハビリテーション部主任」に任命されたことで、少々マンネリ化しつつあった仕事に対して、再びモチベーションを取り戻した。そこで、特に上司から「何かをしろ」と指示をされたわけではないが、今まで、自分がスタッフとして働いていたときに「これはおかしいな」「もっとこうすればいいのに」と思っていたことを次々と科長や部長に進言していった。住友の意見のほとんどは受け入れられ、自分より先に主任になっていた先輩よりも「自分は主任として実力がある」と息巻いていた。

　　このように住友が主任として、快進撃を続ける一方で、どうしても上手くいかないと思っていることがある。それは、年齢の若いスタッフとの関係である。新人となれば、年齢は、住友とは、一回り以上違い、ジェネレーションギャップも多々ある。ただ、「仕事は仕事」としてやってもらわなければいけないことがたくさんある。新人でもベテランでも診療報酬は同じであり、患者にとっては同じ存在だ。

　　特に、服部奈々とはどうも"馬が合わない"。服部は、どちらかと言えば「学級委員長」のようなタイプで、同期やそれ以下の新人スタッフからは慕われていた。なので、休憩時間や仕事終わりには、3年以下のスタッフが服部の下に患者のリハビリのことや仕事の悩みを相談していた。

　　それだけなら良いのだが、住友が気に入らないのは、服部は、仕事よりもプライベートを優先させるタイプであることだ。趣味のスキューバダイビングのために連続して有給休暇を取ったり、休憩時間にスタッフルームでスキューバダイビングの雑誌を見ている。先日は、年度末の忙しいなか、3日間の休みを取り、沖縄に行ってきたそうで、その話を休憩時間

中、スタッフと談笑していた。住友は、「自分が3年目の時は、休み時間は教科書を読み直したり、先輩に相談したりしていたものだ」「休みの日も半分以上は、研修会に参加し勉強していた」と服部と自分との違いに苛立っていた。

　さらに、住友を苛立たせるのは、科長である山本昭信の態度である。山本科長は、服部に注意するどころか、「今度はどこの海に行くの？」と聞いたり、「今度さあ、みんなで一緒に行けたらいいよね～」なんて甘やかしている。なぜか、仕事以外で目立っている服部の存在感が徐々に増してきており、それを誰も咎めようとしない。


「きっと俺のように思っている人がほとんどだろう。一度、俺から注意して、仕事に集中してもらおう」


　次の日の昼、住友は服部を呼び出した。
「住友主任、何ですか。私、何かしました？」
　年齢が10歳も下なのに、態度が大きい。おそらく、彼女は誰に対してもそうなのだろうが、これを注意してやるのもリーダーとしての自分の役目だ。
「服部さん、最近、よく休んでいるよね」
「はい。有給休暇ですけど」
　すでに服部は、何で呼ばれたかを察したようだ。そして〝有給休暇〟という言葉の意味は、〝然るべき権利〟という意味合いがこもっている。
「有給休暇だけど、俺の3年目の時はさあ、服部さんみたいに遊びまくるよりも、理学療法士として一人前になるために、もっと勉強していたんだよ。遊ぶのもいいけどさ、他のスタッフの影響も考えてもっと、勉強している姿を見せて欲しいわけ。あと、休憩時間と言っても、仕事中の休憩時間なんだから、あまりプライベートなことは話すのやめてくれないかな」
「分かりました。住友主任は、そう思われるのですね」

　住友は、服部が反発してくることを予測したが、意外に素直に受け止めたと思った。しかし、

「私は、住友主任のようになりたいと思っていません。なので、やり方を押し付けるのをやめてください。それと、他のスタッフへの影響っていう意味が分かりません。それって何ですか？何の影響が出ているのですか？」

　住友は言い返す言葉が見つからない。"自分のようになりたくない" とここまではっきり言われるとは思っていなかった。

「いや、影響っていう影響は出ていないけど・・・これから出るかも知れないっていう話だよ。いいか、ここは "職場" だぞ。"遊び場" じゃない。その辺をわきまえて欲しいっていうことだ。もっと、理学療法士として自覚を持って働いたらどうだ。これは、俺からのアドバイスだ」

　服部は、表情を硬直させている。みるみる目が充血していくのが分かる。

「住友主任、再度、言いますけど、私は、住友主任のようになりたくないのです。だから、アドバイスも要りません。失礼します」そう言うと、服部は住友の元を足早に出て行った。

　その日の夕方、住友は、山本科長から呼び出された。話の内容は察しがついた。

「住友主任、服部さんと "やり合った" んだって」なぜか、山本は少し微笑んでいる。

「やり合ったじゃないですよ。俺は、服部さんのことを思って言ったのに、逆ギレされちゃって参りましたよ。これだから、最近の若い世代はダメなんですよ。科長も分かりますよね」

　住友は、山本が同調してくれるものだという前提で話をした。

「俺は、最近の若い世代はダメなんて思ってないよ。むしろ、俺たち世代より良いところがたくさんあると思っている。そもそも、どんな世代でも

俺たちは仲間だ。みんなでこの病院のリハビリ部門を支えていくんだろ。いろんな世代がいろんな考え方で支えていけば良いじゃないか。ダメなんて思うもんじゃないよ」

　住友は理解できなかった。どうせ、服部が可愛いだけだろう。おそらく、その思いが表情に出ていたようだ。

「おいおい、住友主任、もしかして俺が、服部さんをかばっていると思ってないかな。俺は、どちらが良い・悪いを決める気はないし、仲介する気もない。ここで、2人に学んで欲しいと思ってね。君は「リーダーシップ」を、服部さんには「フォロワーシップ」だ。俺にとっては、2人とも大切な部下であり、仲間だ。ところで、今夜は空いている？」

「はい、空いてます」

「じゃあ、1時間後にいつもの居酒屋集合だ」


　そして、住友が席を立とうとした時、服部が現れた。服部も住友の姿をみて、事態を察したようだ。住友と入れ替わるように服部が山本の前に座る。そして、山本より先に、服部が口火を切る。

「私は、悪くありません。急に、休みを取るな、勉強しろ、お前は悪影響だって言われて」

　服部はまだ怒りが収まっていないようだ。

「いやいや、別に服部さんが悪いって言ってないよ。ただ、住友主任のように、服部さんの仕事の仕方が気に入らない人がいるのも事実だろう」

「じゃあ、科長も主任と同じように改めろと言うことですか」

「いやいや、俺は、スキューバダイビングの話、好きだからもっと聞きたいよ」

　山本は笑顔で答えた。しかし、すぐ後に真顔に戻り、こう言った。

「ただ、服部さんはずっと俺の部下として働くわけじゃないだろう。この先、いろんなリーダーや先輩の下で働くと思うんだ。俺は、服部さんは、遊びもできるが、仕事もできると思っている。ただ、そう思わない人たち

もたくさんいる。だから、ここで、この先、どんなリーダーにも認めても
らえるようにフォロワーシップを学んで欲しんだ」

「フォロワーシップ・・・ですか」

「そう。じゃあ、服部さん、明日の同じ時間にまた来てくれるかな」

「分かりました」

　第2章では、リーダーシップの理論と実践について解説しました。引き続き、リハビリ部門に必要なリーダーシップについてですが、本章では、特に、現場レベルで必要な、リーダーとスタッフとの関係性について説明していきます。スタッフの働き方や仕事に対する考え方が世代が変わるごとに大きく変化していく中でリーダーはどのような考え方でスタッフをリードすればいいのでしょうか。

## 3-1　リーダーがフォロワーから信頼を得る3つの要素

　リーダーがフォロワーから信頼を得るためには、第1に、リーダーはフォロワーに「同調性（組織に忠実な姿勢）」を示す必要があります。経営者や組織の方針に対して「従順である」ということです。そして第2に、リーダーは自身の「有能性」を示さなければなりません。組織やそれぞれ大小様々な組織が向かう目標に対し、リーダーが有効な貢献ができることをしっかりと示すことでフォロワーからの信頼を得られます。そして第3に、信頼を獲得したリーダーは「変革」を期待されます。この変革行動が成功すれば、リーダーに対するフォロワーの信頼はさらに大きくなり影響力は増大します。まとめると**図表3-1**の通りになりますが、ルールの元にリーダーが力を発揮して組織のために変革を行っていくことが、フォロワーからの信頼獲得の順序になります。

　次に、リーダーとフォロワーにおいて、それぞれの意思決定はどのように違うのか考えます。

　リーダーはリハビリ部門や組織そのものの「あるべき姿」を常にイメージしながら、それに向かってどのように進もうかと常に試行錯誤し、あらゆる分岐点でたくさんある選択肢の中から意思決定をします。つまり、責任のもと「何を選ぶかを決定（決心）」するのがリーダーの意思決定と言えます。

　では、フォロワーの意思決定とは何でしょう。それは端的に言うと「リーダーの意思決定に従うか、従わないか」ということです。つまり、リーダーの意思決定に素直に同感し、その選択を尊重しながらリーダーが示す意思決定を

図表 3-1　信頼獲得を意識したリーダー行動

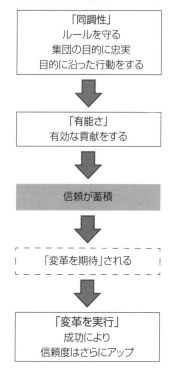

具体化する道を選択するのか、はたまた、リーダーの意思決定に疑問を抱いたり、リスクを考慮したり、その意思決定に意見や異議を唱えるかどうか、究極にはこの二者択一がフォロワーの意思決定です。

　普段の業務の中で、常にリーダーが最高の選択をするとは限りません。リーダーも人間ですので、間違うことも、勘違いすることもあります。ある調査によると、リーダーの決定（決心）が何か過ちを犯しそうになる際に、フォロワーがどのくらい異議を唱えるかというものがあります。その結果、何と70％のフォロワーは「異議を唱えない」のだそうです。言い換えると、「忖度」と言うかもしれません。特に日本人は雰囲気やその場の空気を重んじて、必要以上にそれらを壊さないような選択を取りがちです。よって、多くのフォロ

ワーの意思決定は「リーダーに従う」ことが多いのです。

　普通に考えてみると、フォロワーは「リーダーに従う」のと「リーダーに従わない」のとある場合、どちらに偏っても組織にとって良くないということは明白です。ではどの程度のバランスで従うと良いのかと数値的に考えたくなりますが、実際は「30％はリーダーに従う」などと具体的な数字では示しにくいものです。

　大事なことは、「リーダーの見ている『あるべき姿』をフォロワーも共有しながら、そのビジョンに近い考え方を常に持ち続けること」であり、それを通して初めて、リーダーに従うべきか、意見を言うべきかが見えてきます。

　いわゆる「リーダーと同じ頭（アタマ）でいる」ということが、どのような組織においてもリーダーシップとフォロワーシップの融合の基礎となります。会社の「経営理念」や「ビジョン」などが掲げられているのはそのためです。例えば、自衛隊や消防士、警察官など危険ととなり合わせの仕事をしている人たちは、その場、その場で全てリーダーから指示をもらいながら行動するわけにはいきません。日頃からあらゆる場面を想定し繰り返しの「訓練」の中で理念やビジョンという目では見えないものを共有していきます。感染症や自然災害発生時にいきなり共有できるものではないため、リハビリ部門内での訓練が必要になります。

## 3-2　モチベーションリーダーシップ

　仕事をする上で、職員個々のモチベーションが大事なことは皆さんご存知のことと思います。やる気がないのに、また目標がないのに努力を継続することは極めて難しいことです。社内の雰囲気を良いものに維持したり、部下への指導にも緩急をつけるなど、リーダーシップを取る際には、職員全体のモチベーションを意識する必要があります。

　しかし、上司であるリーダーや経営者と、部下である職員とでは、年齢も経験年数も、それまでに育った社会環境そもそもが違います。20代〜30代の若

年層は、グローバルかつ多種多様な人材が多くなっているのが特徴で、組織・会社に対する考え方も50代以上の中年層とは大きく違います。それを印象付ける日頃の出来事は数多くあります。

　例えば、中年層は高度経済成長やバブルの時に入社し「イケイケどんどん」の時代を若くして過ごしてきた世代です。そのため、自分の時間を犠牲にしても会社に尽くそうとする人も多く「残業は当たり前」「24時間仕事と隣り合わせ」と考える人が多いです。反面、若年層は自分の時間をとても大事にし、また気の知れた友人と過ごす時間を確保するために「仕事は定時まで」と捉えている傾向が強いです。

　中年層は若い時から「お金を稼ぎたい」「良い車に乗りたい」「広い家を建てたい」「出世したい」などと、欲望への飢餓感と上昇志向が「モチベーション」となっていました。しかし、そんな中年層のリーダーや先輩を見ている若年層は「やる気が無いわけではないんだけれども、人生丸々仕事に費やす上司のようにはなれないな」とか「一生懸命頑張りたいけども、身の回りで困ることも、足りない物もないし、別に普通の平社員のままで当たり障りない仕事で十分」と、冷ややかに感じてしまう人も多いのが現状です。

　このようなジェネレーションギャップの関係の中で、いかにしてリーダーは部下のモチベーションを考慮し、組織としての最大の成果を引き出したら良いでしょうか。

　アメリカの心理学者「ポジティブ心理学」の第一人者のマーティン・セリグマンは「人の幸せは5種類に分けられる」と言っています。

　セリグマンは、「5つの幸福」に人の幸せを「達成」「快楽」「良好な人間関係」「意味合い」「没頭」に区分しています。

### ❶　達成

　まず1番目は、特に中年層がこれまで幸せの源とされてきた「達成」です。無いものを作り上げる、与えられた難しい課題や困難な局面を打開した時に得られる幸せです。

❷　快楽

　2番目は「快楽」です。好きなものを食べたり、愛している人と一緒に過ごしたり、自分の好きな趣味を満喫したりする時に感じるものです。

　この1番目と2番目は、特に中年層にとってとても重要であったため、仕事も趣味も全力投入して目標を「達成」し、高価なワインや車、高嶺の花であった美男・美女とお付き合いするといった「快楽」を求める傾向がありました。しかしバブルの崩壊や長きにわたる不景気の中で、その幸せへの感覚も少しずつ変化していきます。

❸　良好な人間関係

　3番目は、「良好な人間関係」です。友人や気の知れた人たちと一緒に過ごす時間を大事にして、地元の友達などと週末にはワイワイ息抜きしたり、趣味の合う人と一緒にコンサートやライブに出かけたりと、自分の好きな人と楽しく笑顔で過ごせられれば良いという幸せです。セリグマンはこの「良好な人間関係」を人の幸せでの基礎として捉えています。中年層は仕事に毎日の全てを投入し、それこそが家庭における人間関係の基礎と感じ「父親は外に出てお金を稼いできて、地位や役割を得てナンボ」と考えてきた、いわゆる「社会のパーツとしての人間関係」を重視してきました。しかし、その考え方は時代の変化とともに限界がきており、若年層にとっては「仕事の人間関係と社会の人間関係は全くの別物」と捉えるようになっています。職場での「飲みニケーション」は完全に死語になり人間関係の構築の形も変わってきました。

❹　意味合い

　4番目は「意味合い」です。今行っている仕事に何の意味があるのかを、前向きに捉えられた時に感じられる幸せです。例えば、職場で毎日掃除に従事している人を例に挙げます。その人が「何で毎日毎日掃除ばかり。変化もないし刺激もない。誰からも認められないし地味で肉体労働。何も楽しくない」と感じているとします。一方、もう1人別の人が、同じ仕事をしていても「この掃

除でみんなが気持ちよく仕事をしてくれたり、感染防止につながったり、患者さんも病院の憂鬱な感情を少しでも前向きにしてもらえるのではないか」と、やりがいを感じながら一生懸命汗をかきながら仕事をする人もいます。後者の方が「意味合い」としての幸せを感じることができるのは明白です。自分の仕事が、誰かのために、社会のために貢献できると思い、どんなに他人が一歩距離を置きたくなるような、いわゆる3Kや単調な作業であっても、前向きに取り組むことができるようになれば「意味合い」としての幸せを感じることができます。

### ❺　没頭

　最後5番目は「没頭」です。医療や介護系に勤める職員はいわゆる「職人気質」です。自分の専門性を磨き、そしてそれを患者や利用者へ還元することを幸せにしています。そのため、自分の専門性をより強固にして誰にも負けない技を身につけようと、1人ひとりの症例を元に研究したり、文献を紐解いたり、色々な勉強会や研修に積極的に参加し成長を続けることが「没頭」と言えます。戦う相手は常に自分であり、自分に打ち勝ったときに「没頭」という幸せを感じます。

　これら5つの「幸せの軸」を分析してみると、世代の違いや、職場や職員の特徴が見えてくると思います。1、2番目は主に中年層、3番目は主に若年層が重視する幸せの軸と言われます。まずは、これからリーダーと部下との幸せの価値観の違いを理解し、部下が感じる幸せに寄り添うことからリーダーは始めると、ただの自己満足や強要に陥ってしまうことを回避できます。部下との面談や普段のコミュニケーションの中で、部下がどのような「幸せの軸」であるのかを考えることが大切です。それは個々に違うものであり、パターン化されたリーダーシップの発揮ではなく、彼らとの接点から検索していくことが重要でしょう。

　では次に部下からの視点である「フォロワーシップ」について考えてみましょう。

# 3-3　フォロワーシップ

　リーダーがリーダーである行動をとることを「リーダーシップ」と言い、フォロワーがフォロワーである行動をとることを「フォロワーシップ」と呼びます。

　組織において、この2つの関係は車の両輪の関係であり、フォロワーシップなくしてリーダーシップは発揮できません。どんなに素晴らしいリーダーが存在しても、フォロワーが最高のフォロワーシップを発揮しないと、その組織の価値も生産性も最大にはなりません。では、リーダーシップとフォロワーシップの関係は、そもそもどのようなものであるのでしょうか？

　過去の様々なリーダーシップ研究を紐解いていくと、まず「リーダーとフォロワーには相互依存性（互いに相手に頼りつつ目標へ向かっていく）がある」ことが分かります。それは「このリーダーに従ったらたくさん報酬がもらえた」といった、リーダーに従うことへの対価が期待できることであり、反対にリーダーからは、フォロワーが最大のフォロワーシップを発揮してくれることで自身のやりたいことが最大限実行に移せた、という関係です。

　理論的には納得のいくこの前提は「実績の高いリーダーにはフォロワーが信頼を寄せやすいという状況が生まれやすいのではないか？」という仮説が立ちます。しかし、実際はそう簡単ではありません。必ずしも、たくさんの報酬をくれるから最高の上司であるとは部下は感じません。それ以外の多数のファクターが絡み合い、リーダーシップとフォロワーシップはバランスを取っています。

　例えば、良い成果を求めるリーダーは、フォロワーが協力したくなるような内的要因（勤務時間の融通性、定期的なコミュニケーションの設定、意見の出しやすさなど）を整備します。これにより、フォロワーの実力の未熟さや、組織としての未成熟さを補うこともでき、相対的にリーダーシップを発揮しやすくなります。

　リーダーとフォロワーの相互依存的な関係をより良くしていく条件を整理していくと、1つの重要なファクターが見えてきます。それは、どのような組織においても、リーダーとフォロワーの相互依存的な関係には「信頼関係の強さ」が強く影響を与えるということです。つまり、信頼関係が強ければフォロワーはリーダーを積極的にフォローし、逆に信頼関係が低ければフォロワーのリーダーへの関わり方は消極的になります。リーダーシップの有効性は、「報酬の多さ」ではなく、リーダーがいかにフォロワーから「信頼を獲得できるか」によって決まります。

　リーダーはフォロワーに対して、褒めたり、新しいプロジェクトへ抜擢したり、昇任・昇給を行うなど、労務・人事管理において一定の公平性を保ちながら評価を行います。しかし、実際にリーダーがフォロワーを評価する際にどうしても感情が入り交じり、偏りが存在してしまいます。

　例えば、あるフォロワーが残業していたとします。普段からリーダーに好意的・協力的に振る舞う人たちに対して、リーダーは「熱心に仕事をしているな」と評価します。一方、リーダーに非好意的・非協力的に振る舞う人たちであれば「仕事が遅いから時間がかかっている」と評価してしまいます。

　フォロワー側からもこのようなことは起こります。例えば、リーダーがフォロワーに厳しく指導しても、リーダーに好意的な人たちは「自分のことを思って叱咤激励してくれている」と感じますが、非好意的な人たちの場合は「扱いが不当だ」と感じてしまうのです。

　このように組織を運営するにあたっては、どうしても感情的な側面は拭えず、それらも信頼関係構築の結果から生じる相互依存的な関係の1つの側面となるのです。


　では、フォロワーシップをさらに詳しく見ていきましょう。

　組織は、リーダーとフォロワーが存在し、それらは組織の共通な目的・目標によって結び付けられ、行動へと繋がっていきます。例外を除き一般的な医療従事者であれば、誰しもがいきなりリーダーにはなり得ません。つまり「全員

がフォロワーを一度は経験する」ということであり、かつフォロワーシップを
発揮している期間の方が圧倒的に多いのです。自分がフォロワーであるときに
組織にとって「良いフォロワー」であることを追い求めることは、将来いざ自
分がリーダーに抜擢された際、フォロワーの経験が非常に有効に働きます。
フォロワーシップを学ぶことや、普段から良いフォロワーを意識して行動する
ことは、将来リーダーになるための基礎を作ります。

　ではどのようなフォロワーシップが「良いフォロワーシップ」なのでしょう
か？フォロワーシップの提唱者である米国カーネギーメロン大学のロバート・
ケリー教授が示す模範的なフォロワーの3つのスキルをもとに整理してみま
しょう。

### ❶　仕事において付加価値を生み出す

　良いフォロワーは、仕事の付加価値を生み出そうとする熱意と行動力が非常
に高いです。「これまでこうだったから、これからもそうしましょう」「先輩に
そう教えられたから根拠は分かりません」「新しいやり方をこれまでやってこ
なかったからできません」とは、絶対に言いません。入職して1年も経つと概
ね仕事にも慣れて独り立ちし「そういえば、これって何でやっているのだろ
う？」という疑問も湧いてくるようになります。その時に「面倒くさいし、言
われたことだけやっていれば良いや」と考えるフォロワーは付加価値を生み出
すことが絶対にできません。つまり、良きフォロワーの第一歩は「これまでの
やり方に疑問を持ち、新しいやり方を模索すること」から始まります。

　しかし、何から何まで組織のこれまでのやり方に疑問を呈したり、新しいや
り方ばかりを要求していたら、リーダーをはじめ周りの仲間たちにも理解はさ
れにくくなります。組織には、「これはこういった趣旨でこれまで行ってきた」
という過去や歴史が必ず存在し、まずはそれらを知ることが必要です。それら
を踏まえて、所属する医療機関のビジョン等と照らし合わせながら改善内容を
提案していきましょう。

## ❷　組織において人間関係を育む

　基本的に2人以上いれば組織行動を伴います。決して1人で仕事をすること
は社会という大きな枠組みで見ても考えられません。つまり、仕事をする上で
は必ず他者が存在し、形成される人間関係の量や質によって、その力の発揮の
しやすさや成果の大きさは変わってきます。人間関係を3つに分類して考えて
みましょう。

　まず第1に、看護部、リハビリテーション部、医療事務部などのそれぞれの
「チームにおける人間関係」です。これは従来からあるいわゆる専門ごとの
チームであり、縦のチーム形成になります。リハビリテーション部であれば、
20年以上の経験年数のある部長をはじめ、それぞれ理学療法科長やリハビリ
科長などの階層に区分されていきます。このようなチームの特徴としては、同
じ専門性を持った集まりであり共通言語が比較的使いやすく、組織のやるべき
ことが明確になりやすいという特徴を持ち、コミュニケーションも非常に取り
やすいです。

　しかし弱点としては、先輩の背中に良くも悪くも影響を受けやすく、また経
験年数や年齢が大きな意味を持ってしまいます。いかに若手で素晴らしいアイ
デアや行動力を持っていても、なかなか先輩に遠慮して力を発揮しにくいとい
う側面を持ちます。このように縦のチーム形成の場合は、いかに普段から前向
きに先輩や上司の意見を聞きながら多くを吸収し、自分の基礎を固めていくた
めの工夫や努力を重ねていけるのかが重要となります。特にリハビリ部門の場
合は、若いスタッフが多いことやリハビリのプロセス自体は、患者とのマン
ツーマンで行われるため、他の部門とのコミュニケーションが上手く取れてい
ないケースもあります。例えば、看護部門は常に医師とのやり取りや交替勤務
の中で、非常に多くのコミュニケーションを取っています。それと比べるとリ
ハビリ部門に対して、「もっとコミュニケーションを取って欲しい」という
ケースが多くあります。

　第2に「横断的ネットワークにおける人間関係」です。これは、最近特に重
視されている多職種連携・多職種協働が分かりやすいです。病棟チームやユ

ニットチーム、さらにもっとテーマごとに分かれた栄養管理チーム、褥瘡対策
チーム、身体拘束対策チームなどを指します。つまり、ある目的に沿って多く
の専門職が横断的に連携をとる関係です。この関係はある目的に沿った部署の
垣根を超えた集まりであるため、顔見知りになるまでにやや時間を有し、意見
を言い合いにくいという弱点を持ちます。しかし、専門性を発揮してそれぞれ
の立場から意見を集約し、1つの共通の議題を進めることが可能となり、全体
としてのサービスの質を高めます。この関係において、違った「ものの見方」
や、考えもしないようなアイデアに触れることができ、柔軟な思考を鍛えるこ
とができます。

　第3に「リーダーとの人間関係」です。優秀なフォロワーは、リーダーの考
えや目標、今後の努力方向など、具体的な話をリーダーに直接確かめながら、
常にリーダーの考えに近づこうと努力をしています。先にも述べたように、
リーダーに対する好意的かつ協力的な態度は、プラスの側面が非常に多くなり
ます。リーダーとの良好な人間関係は、フォロワーシップの基礎となります。

### ❸　人間関係を円滑に運ぶ「勇気ある良心」を身につける

　時としてリーダーはフォロワーが考えもしないような、理解に苦しむような
指示を出します。リーダーの間違いに「ノー」を言うには「勇気ある良心」が
必要です。しかし万が一リーダーの誤りに気づいても、公の場でリーダーに対
して反対意見は述べずに、リーダーの立場を十分に理解し意見を個人的に伝え
ながら軌道修正をじっくりと図っていくことが大事です。リーダーを良い意味
でコントロールすることも良いフォロワーシップの要件です。

## 3-4　フォロワーシップとリーダーシップの融合

　フォロワーシップについて具体的に見てきました。それら特徴を踏まえて
フォロワーシップとリーダーシップの融合を図ることが、組織のパフォーマン
スを最大化する重要な要件です。私たちは、大きな組織にも小さな組織にも複

数同時に属しています。例えば、病院という1つの大きな組織でも部や科などに細分化され、必ず何かしらの小さな組織にも同時に属します。大きな組織の場合、皆さんが経営者や病院長、施設長などでない限り必ず経営者の方々を支える側の人間、つまりリーダーを支える立場のフォロワーです。小さな組織の場合は、リーダーかもしれません。このフォロワーとリーダーは常にとなり合わせであり、1人の職員でもその両面の役割を持ちます。

しかし、リーダーとフォロワーの視点は当然違います。リーダーは、大きな視野で大局的かつ俯瞰的に物事を捉え、意思決定に反映させます。フォロワーは、局所的で深く物事を掘り下げながら考察することが多いです。そのような視点の違いを具体的な例を交えながら特徴を整理していきましょう。

❶　フォロワーからの視点

まずは、フォロワーの視点を考えてみます。

リーダーのタイプには大きく分けると、何でも自分で決めて部下に積極的に指し示す「トップダウン型リーダー」と、できるだけ現場の意見を吸い上げてみんなで作りあげようとする「ボトムアップ型リーダー」がいます。どちらが良いとか悪いとかではありませんし、もちろんそれぞれに良いところと悪いところがあります。

例えば「トップダウン型リーダー」の場合、良い面は決定に一貫性が保ちやすく決心が早く、悪い面は全てリーダーが決めてしまうので独裁的になりやすいことです。「ボトムアップ型リーダー」の場合、良い面は職員の意見を丁寧に聞いて足元を固めながら作り上げていきますが、悪い面は丁寧すぎて時間がかかってしまったり、リーダーの意思決定の権力が薄まってしまうことです。

つまり、どちらのリーダーにも良い面と悪い面があり、そのバランスの中で組織は有機的に活動しています。

皆さんはまずはフォロワーとして活動することが多いと仮定した場合、組織の中ではリーダーを支えることが求められます。しかし、例えばリーダーが人事異動で変わったり、皆さん自身が異動したり転職した際に、フォロワーであ

る皆さんはどのようにリーダーに接していますか？何か心がけていることはありますか？もしかしたら、リーダーが変わっているのにいつも同じやり方でリーダーを支えようとしていないでしょうか。

　よく聴こえてくるフォロワーの不満として「あの新しいリーダーは、何にも私の話を聞いてくれない」「あのリーダーはやりにくいし、前のリーダーの方が良かった」など、現場の不満をリーダーの責任にしている話はよくあります。ではその改善のためにはどうしたら良いでしょうか？「トップダウン型」と「ボトムアップ型」のリーダーの２つのリーダーのタイプによって、フォロワーとしての立ち振る舞い方を考えてみましょう。

　「トップダウン型リーダー」は、全て自分のところに情報を集めて決心をしたいと考えます。ゆえに「トップダウン型リーダー」には、リーダーへ情報を素早く提供したり、現場へ情報を確実に伝達することに長けたフォロワーシップを期待します。「トップダウン型リーダー」のすぐ近くにいて、一挙手一投足を見ながら、例えば「雨が降ればすぐに傘を差し出す」ような機敏かつ先行的な行動が大事となります。

　一方、「ボトムアップ型リーダー」は、現場の意見をじっくり聞きながら丁寧に積み上げていきたいと考えます。ゆえに「ボトムアップ型リーダー」には、意見を取りまとめて上申したり、自らリーダーに代わり戦略を積極的に練るようなフォロワーシップを望みます。また、現場から集めた意見を元に戦略を練って「これからはこれが大事になると考えます。また、現場はこのような形を求めています」というように、リーダーにあらゆる提案をする力が期待されます。

　リーダーのタイプに応じて、フォロワーシップの発揮の仕方を「変える必要」があります。海で泳ぐのとプールで泳ぐのとでは違うように、環境によってフォロワーシップの発揮の仕方も工夫しなければなりません。ただリーダーの欠点を指摘したり組織の悪口を言っていても、ワガママを言っているのと変わらなくなってしまいます。まず「自分はフォロワーなんだ。リーダーを支えるんだ」という意識を持ち、リーダーのタイプに応じて自分のフォロワーシッ

図表 3-2　SL モデル

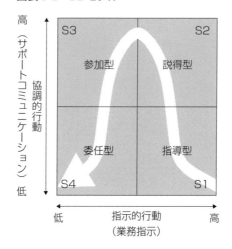

プの色を出していくことで、自ずとリーダーが力を発揮しやすい環境ができ、結果として組織が良い方向に進みます。

　良い組織には、必ず良いフォロワーがいます。「組織は No.2 で決まる」とも言われます。病院という組織の枠（数百人）、病棟やリハビリ部という組織の枠（50 人程）、3 年以内の新人チームの枠（10 人程）、病棟の理学療法士（数人）という枠、大なり小なり皆さんはどこかの No.2 です。それらの組織の評価は「No.2 の自分にかかっている」と思い、組織にそしてリーダーに貢献していこうと前向きに進むと、自分の仕事も楽しく、そして組織としても活性化が図られて成果が出てきます。


❷　リーダーからの視点

　次にリーダーの立場から見てみましょう。

　リーダーは、組織の成熟度によってリーダーシップの発揮の仕方が変わります。それを 4 つに分類したのが「SL 理論」です（**図表 3-2**）。

　この SL 理論は、縦軸に協調的行動の高低、横軸に指示的行動の高低で 4 つに分けます。協調的行動とはリーダーが組織や職員に対して協調的で、職員と

同じ目線に立って行う行動。指示的行動とは、トップダウン式でリーダーが職員に指示を出す行動です。

　協調的行動が弱く指示的行動が強い場合はS1の「指導型」のリーダーシップが最適です。これは部下や職員の成熟度が低く、教育が必要な段階でのリーダーシップです。リーダーは様々なことに対して事細かに指示を出さなければならない段階です。時には厳しく指導することも必要です。この段階では部下や職員に自主性を多く与えるよりもまずはトップダウンで指導することが必要です。

　やがて部下が少しずつ成長してきたら、次のS2の「説得型」のリーダーシップに移行します。指示的行動は強いものの、同時に協調的行動も強くなる右上の部分になります。部下への指示は相変わらず必要ですが、時には部下の意見を聞いたり、それに応じるような協調的行動を取り入れるリーダーシップです。

　さらに部下が成熟度を高めてきたらS3の「参加型」のリーダーシップに移ります。もはや直接的な指示はほとんど必要なくなります。部下の自主性に任せながらも、それに寄り添う形で見守る。そして部下や職員が相談を求めてきたり、特殊なケースが出てきたら、その時に初めてリーダーとしてのアドバイスや支援を行います。

　最後に部下が成熟し完全に自立できる能力を備えたらS4の「委任型」になります。指示的行動も協調的行動も最小限にとどめ部下に権限を委譲、高い自由度の中で部下に仕事をしてもらうことで、より高いパフォーマンスを引き出すことができます。これは、リハビリに関する業務だけではなく、感染症や自然災害発生時も同様です。発生時に混乱なく現場がきちんと動くためには、S4の委任型になるまで教育をしておく必要があります。


　このように、リーダーシップを発揮する側と、フォロワーシップを発揮する側が見ている視点は違います。それぞれに自分や相手の視点を考慮し、共に歩み寄ることができれば、組織として最高の成果を引き出すことができるでしょ

う。「あのリーダーは何で私たちの考えを聞いてくれないのだろう」「あのフォロワーは何でリーダーの意思決定に従わないのだろう」とお互いが距離を取ることなく、それぞれの視点を尊重しながら歩み寄って進んでいくことがフォロワーシップとリーダーシップの融合をする上で重要となります。

## 「世代間ギャップを越えるリーダーシップとフォロワーシップ」

「お待たせ、お待たせ」

山本が席に着くと、すぐさま生ビールを注文する。

「すみません、先、頂いています」

これが、いつもの２人の宴会の始まり方だ。もう、何十回もこのやりとりを繰り返してきた。

「やっぱり、住友主任と飲むとホッとするよ」

「あのー、お酒を飲む時に、その"主任"ってやめてもらって良いですか」

「あははは、冗談、冗談。じゃあ、いつも通りで良いな。"住ちゃん"」

「じゃあ、俺もいつも通りでいきます。山モッさん」

そして、すぐに山本のビールが運ばれてきたので、２人は乾杯した。

「住ちゃんとは、何だかんだ腐れ縁だよな。15年前から俺たちはここで酒を飲んでんだよな」

「はい。山モッさんと話すと、理学療法士としてもそうなんですが、病院の方向性とか山モッさんの思いとか、すごく勉強になるんですよね」

「そういってもらえると嬉しいね。じゃあ、俺の言うことは正しいと思う？」

「あ〜正しいかどうかは俺には、分からないですけど、山モッさんの言うことなら俺で良ければ、なんでもやろうとは思ってます」

住友はガッツポーズを決める。

「住ちゃんは、良いやつだね。俺は幸せだよ、そんなに信頼されて」

そう言って、山本はビールをグイッと飲んだ。

「つまり、リーダーは正しいことが重要ではなく、信頼されていることが重要だと思わないか。まず、リーダーは部下に対し、自分の正しさを押し

付けるのではなく、信頼を得なければならない。それには、3つの段階があるんだ」

　山本は、リーダーが信頼を獲得するための「同調性」「有能性」「変革」を説明した。

「だから、住ちゃんが今日、服部さんにとった態度は、同調性ではなく、自分の良し悪しだ。それを押し付けても相手は、納得しないだろうね。そういう時は、病院やリハビリ部門が置かれている状況のなかで、今、自分が主任として取り組んでいることあって、だからこそ、服部さんにこうして欲しいというべきだったんじゃないかな」

「でも、それって媚びているように思います」

「まあ、そう聞こえるかも知れないけどな。でも、どう聞こえようがいいじゃないか。結果、リハビリ部門が良い方向に向かえばそれで良いんじゃないかな。俺たちリーダーの役目は、自分たちが偉くなったり、尊敬してもらえる存在になることじゃなく、リハビリ部門を良い方向に導くことだからさ」

「でも、最近は、若いスタッフも増えて、自分の考えが伝わらないというか、本当に難しいですよね」

「確かに、世代間のギャップはあるよな。俺の時代は、上司が厳しくて。毎日怒鳴られて、夜中まで仕事や勉強をしていたもんだ。まあ、それが仕事の美学だったっていうのもあるけどな。それから住ちゃん世代になると、そこまで厳しくないけど、まだ、仕事時間は長いし、教育体制も十分でなかった」

「そうなんですよ。そう考えると、今は、残業は少ないし、有給も取れるし、教育体制も充実してますよ。本当に今の若い世代は幸せだと思います」

「なるほど。幸せね。ただ、俺たち世代と若い世代では、幸せの価値観が大きく変わっていると思わないか」

「はい。俺は、たくさん仕事して良い車に乗って、大きな家に住んでとい

う物理的に豊かであるという理想がありますが、今の若い世代は、人間関係とか社会貢献とか自分らしさとか、物理的というより精神的な豊かさを求めていると思います」

「それについてどう思う」

「別に、悪いことじゃないと思います」

「だったら、それも受けて入れていくべきだろうね。自分の世代の価値観を押し付けるのではなく、若い世代がもっと力を発揮できる環境を作るのが俺たちの役目だな。まあ、すでに俺たちのような"飲みにケーション"はできないしな」

　住友は、山本の言いたいことが少し分かった。とりあえず、リーダーシップを発揮するためには、まずは「部下を受け入れること」なんだろう。自分にそれができるかどうかは分からないが、今日の服部に対する態度はダメだったのは良く分かった。

　これからは、自分の考えや価値観を押し付けるのではなく、服部のような若い世代にも分かるように「病院の置かれている状況」「リハビリ部門の方向性」という大局から、「自分たちはどうするべきか」について一緒に考えていくことが必要だと思った。


「山本科長、失礼します」

　服部は、1日経って少し反省しているようで表情が暗い。

「昨日は、言い過ぎたと思います。住友主任に謝った方が良いでしょうか」

「それは、服部さんが決めることだ。そうしたければすれば良い。ただ、謝るだけでは何も解決しないだろう。確かに住友主任は、これからリーダーシップを身につけてもらう必要がある。そして、服部さんもね」

「どうすれば良いのですか」

「それは、良い部下になることだ」

「良い・・・部下・・・ですか。それは、住友主任の言うことを聞けとい

うことですか」

「いや、そうじゃない。服部さんが良い部下になるためには、これから3つのことを勉強してもらいたいんだ」

「3つですか」

「そうだ。まず、今の仕事に付加価値を生み出して欲しいんだ。ちょっと難しい言葉だけど、言い換えれば、「もっとこうした方が仕事がスムーズに進む」「こんなことをやればみんなのモチベーションが上がる」というような提案が欲しいんだ。ただし、これには条件があって、ただ、自分の思いを訴えればいいのではなく、今まで、なぜ、そのやり方なのか、なぜ、やっていないのかなどきちんと調べた上で提案する必要があるんだ。そうでないと、ただの"文句"と思われてしまうからね。

　次に、個人ではなく、チームの中で人間関係を育んで欲しい。今、服部さんが所属しているのは、リハビリ部門というチーム、そして、病棟チーム、そして、住友主任とそのメンバーと言うチームだ。個人的に仲良くなるのだけではなく、服部さんがいるからみんなのコミュニケーションが活性化したり、モチベーションが上がったりするような人間関係だ。

　最後に、リーダーにも「NO」と言えることだ。ただし、これは、今回のように、いきなりNOを突きつけると良くない。じっくりとリーダーの考え方を修正していくのも優秀な部下の役目だ」

「分かりました。できるかどうか分かりませんが、やってみます」

「服部さんの才能は何か分かる」

　山本は唐突に質問する。

「分かりません」

「それは、明るい性格だ。服部さんはいつも明るいから、みんなが服部さんとコミュニケーションを取りたくなるんだ。最初の3年は、そのままで良いんだけど、これから先、そんな服部さんだからこそ、仕事でもっと活躍して欲しいと思う人が増えてくるんだ。俺も住友主任もそう思ってい

る。良い部下であることは、将来、服部さんがリーダーになったとき、必ず力になるはずだ」

「失礼します」住友が部屋に入ってきた。
「じゃあ、あとは、リーダーとフォロワーで話し合ってね」
　山本は部屋を出た。そして、住友と服部の２人きりとなった。ただ、すでにお互いに山本に指導されていることもあり、どうすれば良いかが明確になっていた。

「昨日はすみませんでした」
　服部は住友に謝った。
「いや、俺の方こそ、急に注意したりして、申し訳なかった」
　次に、住友も謝った。
「実は、休みのことを責めたかった訳じゃないんだ。服部さんも分かっていると思うけど、今、入院患者が多くて、人が足りていないだろう。そのなかで、みんな一生懸命頑張ってくれている。だから、休むなとは言わないけど、ちょっと休みの取り方を調整してもらえたらと思ってね。できたら連続して休む時は、相談してくれたら嬉しいんだけど」
「そうなんですね。忙しいとは思っていましたが、そんなに人手が足りていないなんて知りませんでした。今度から相談するようにします」
「そこで、考えたんだけど、もっと全体でどれくらいの仕事量があるか一度、全部、書き出したらどうかと思っているんだけどどう思う」
「はい。私もそうしてくれた方が良いと思います。私たちも主任や科長がどんな仕事をしているか知りたいです。毎日、患者さんのリハビリをするだけじゃなく、もっとリハビリ部門や病院に貢献したいスタッフもいると思います。でも、情報がないと何も手伝えないと思います」
「そうだね。じゃあ、一度、チームで集まってミーティングをしよう」

# 第 4 章

# リハビリ部門の
# マネジメント

Before story

## 「マネジメントを知らずに受け身だった小出主任」

　　小出晴彦は、介護老人保健施設くつろぎ園で働く作業療法士だ。年齢は35歳だが、経験年数はまだ5年目だ。小出はもともと大学を卒業し、地元企業で高齢者に対しサプリメントを販売する会社に就職した。そのサプリメントは、確かに健康に良いものではあったが、販売ノルマがあり、必要以上にお客様に販売するのが後ろめたかった。そんな時、テレビで観た作業療法士という仕事に魅了された。直接、病気や障害を持った高齢者のリハビリができる。同じ年齢くらいの作業療法士がインタビューされている姿をみて、すぐに作業療法士になることを決めた。

　　そして、夜間の学校に通いながら4年かけて作業療法士となり、くつろぎ園へ就職した。最初は、利用者のリハビリだけの業務だったが、夏祭りの実行委員や職員忘年会の司会など、徐々に役割が増えていった。もともと、小出は、「お願い」と言われれば断れないタイプで次々と自分で抱える仕事は増えていったが、前職よりは充実していた。

　　しかし、転機が訪れたのは、この春だ。この度、「年下の上司」である伊藤可奈が、産休、育休に入ることになり、その空いたポストの「主任」に任命された。自分は、あまりこのような責任者は向いていないと思っていたが、断れない性格によって、引き受けてしまった。しかも、何もない平穏な時期なら良かったが、現在、施設では入所者の在宅復帰がすすめられ、通所リハでは、リハマネ加算の算定件数増加の真っ最中だった。そして、「リハビリ主任」としていきなりその改革の陣頭指揮を任されたのだ。

　　ただ、ありがたいことに休みに入る前に年下の上司である伊藤がきちんとその道筋を作ってくれていた。これは、組織の発展過程でいう「組織形成」「混乱」「規範化」「機能」「休止」の5段階のうち「規範化」までは終わっており、自分は「機能」から始めればよく、あとは、決まったことを機能させることが自分の仕事だと簡単に考えていた。

　しかし、事態はそんなに甘くはなかった。まず、入所で言えば、在宅復帰率は高いが、その分、ベッド稼働率が下がっていた。先日も施設長、事務長など幹部が集まる会議で小出にも意見が求められたが、緊張して何を答えたか分からない。さらに、通所リハビリのリハビリ会議も利用者やケアマネジャーから「どうしたら良いか」と次々質問されたが、曖昧な返事しかできなかった。

　今まで、自分は、日々のんびりと利用者のリハビリをやっていただけで、このような管理業務は伊藤がやってくれていたのだと改めて実感した。その時は、「会議なんかしてラクして良いな」と思っていたが、実際、自分がその立場になるとその大変さが分かった。

　会議の終わりに石井施設長から話しかけられた。石井はもともと施設の看護部長だったが経営者からの信頼が厚く、3年前に施設長に就任した。
「小出さん、もう主任は慣れた？」
「いいえ、全然、ボク、ダメです。もう、自信がなくて・・・もう、毎日、ストレスが続いて」
　確かに、今までは、時間通りの生活を送っていた。毎朝、起きる時間、出勤する時間、自宅に帰る時間、寝る時間、すべて同じような日々で安定していた。しかし、主任になってこの3か月間は、特に何に時間を取られているか分からないが、気づけば時間が過ぎていることが多い。さらに、それが徐々にストレスになっていた。
「小出さんは、結構、せっかちだからね。あまり焦らず、ゆっくり進めてね」
　施設長は小出にそう言った。小出は、自分自身はのんびりしたタイプだと思っていたが、せっかちと言われたのが意外だった。確かに、車の運転をしているときは、結構、せっかちかもしれない。また、コンビニのレジに1分以上並ぶのも嫌だし、Wi-Fiのつながりが遅いのも嫌だ。もしかしたら、自分は、施設長の言うようにせっかちなのかもしれない。
　次の日も何に時間が取られているか分からないが仕事が進まない。最近

は、通所リハビリでの個別リハが介護報酬上、縮減傾向にあり、今までのように毎回、個別リハを提供できなくなったが、自分の担当利用者はクレームが怖くて、以前のまま継続している。また、他のスタッフの利用者の説明やクレーム対応に追われることも多く、毎日、毎日、同じことを繰り返しているのだ。説明や謝罪は上手くなる一方で、今の状況は自分が本当に望んでいるための時間ではない。それがストレスなのだ。

　ついに小出のストレスを最大限に高める事件が起きた。ある利用者のリハビリ会議中の出来事である。利用者の担当ケアマネが小出に詰め寄る。
「こんなに高い報酬を請求するのに、こんな会議なんですね」
　確かにそうだ。時間で言えば10分も満たない会議だ。
「まあ、会議は短いですが、それまでに居宅訪問や医師の説明なども行ってますからね」
　小出はケアマネに言い返す。
「それで、何が変わったのですか！」
「何かを変えるのではなく、まずは、利用者さんの生活をきっちり把握して、それに応じてリハビリを提供するわけですから」
「私は、家族の方からももっと良いリハビリを受けて欲しいってお願いされてるんです」
「だから、やってますよ。そもそも、リハビリ会議で話し合って、リハビリ内容を決めているわけですからね。間違ってないですよ」
「でも、こんな短時間の会議で大丈夫ですか」
「大丈夫かどうかは、ケアマネさんが決めるものじゃないでしょ。私は作業療法士ですよ。そして、今は、当施設のリハビリ科の主任です。ケアマネさんがそこまで言う必要はないでしょ」
　熱くなってしまった。ケアマネ批判をする気はなかったが、どうも話の流れで言ってしまった。ケアマネは、怒りをむき出しにしてその場を去った。小出は、残された施設のメンバーや利用者を前にして「まあ、大丈夫

でしょう」というのが精一杯だった。

　次の日、小出は、施設長から呼び出された。
「小出さん、昨日のリハ会議でトラブルがあったようね」
「いえ、ケアマネがうちのリハビリがちゃんとしてないみたいなことを言うものですからつい熱くなってしまって」
「感情的に熱くなるのは良いけど、それで相手を攻撃するのは主任としては失格よ」
　"失格"という言葉が胸に突き刺さる。
「小出さんは、今までマネジャー研修で出ていないわよね。じゃあ、この2つの研修に出てくださいね」
　セミナーの案内をみると、「介護施設管理者のためのマネジメント講座」とある。どうやら、講師は、自分と同じリハビリ職で作業療法士の三浦という人のようだ。

　その夜、小出は、伊藤前主任に電話した。出産後と聞いていたので、このような電話は失礼かと思い自粛していたが、これはピンチなのだ。電話で、リハビリ会議のことや施設長から研修受講をすすめられている現状を一通り説明した。伊藤は何も言わずに小出の話を聞き、第一声は、
「小出さん、もう、その"主任"ってやめてください。私もう主任じゃないし」
「あっ、すみません。あ、じゃあ、伊藤さん・・・」
「施設長の言っていた研修って、三浦先生のやつでしょ。あれ、私も行ったのよね」
「え、そうだったんですね。どうでした」
「う〜ん、勉強になったと言うか・・・」
　その次の言葉を小出は予測していた。結局、このような研修は机上の空論が多く、介護施設では使えないものが多いと聞いたことがある。だか

ら、伊藤も同じようなこと言うのを期待していた。しかし、伊藤の答えは予想外だった。

「ラクになったって感じ」

「え、ラクになった・・・」

「そう。マネジメントって知らない人は、仕事が増えると思いがちだけどそれは違うのよね。逆にきちんとマネジメントできれば仕事は減ってくるのよね。これは、業務全般に言えることだし、とくに会議が短時間で効率的にできるようになるの」

「リハビリ会議もですか」

「そうよ。まあ、小出さん、研修受けてみたら良いんじゃない。三浦先生も面白い人だし」

　イマイチ気分は乗らなかったが、次の日施設長に研修を受けることを伝えた。

　本章は、リハビリ部門のマネジメントついて解説します。マネジメントもリーダーシップ同様にたくさんの定義がみられますが、一般的には「管理」ということになります。リハビリ部門内で管理が必要なことには、「業務」以外にも「時間」「目標」「会議」のマネジメントがあります。また、「非常時」の対応もマネジメントの対象になります。

　今まで解説してきたリーダーシップは、主に管理者自身＝個人に焦点を当てていますが、マネジメントは、「組織」に焦点を当てています。マネジメントを行うことで、組織を効率的かつ効果的に運営できるようなります。

　本章では、マネジメントを以下のように定義し、説明を行っていきます。


　マネジメント＝効率的に組織を運営するために必要な行動すべて


# 4-1　経営資源のマネジメント


## 4-1-1　4つの経営資源

　業務マネジメントとは「目的達成のため、会社の経営資源である「人」「物」「金」「情報」をうまくコントロールするための社内体制」を指します。では、これらの経営資源を効果的に活用するにはどのようにしたらいいでしょうか。


❶　人のマネジメント

　まず第1に、「人」です。人は、最大の経営資源です。人という貴重な経営資源を最大限に運用します。そのためには「心」を掌握することが必要です。部下の悩み、ビジョン、楽しさなど公私にわたってその部下の「心」を解放します。

　そのためにはやはりコミュニケーションが大事な手段でしょう。定期的な面談だけではなく、日々のちょっとした声かけ、変化への気づき、苦悩へのアド

バイスなどを行い、リスペクトしあえる関係づくりが必要となります。

## ❷　物のマネジメント

　第２に、「物」です。物は、経営理念を実現するための効果的な道具です。そのため、無駄な物をたくさん配置させていても意味がありません。身の回りの環境を常に整備し、効率的な業務が実行できるよう整えます。

　例えば、仕事の動線が２分の１になれば、その分仕事は２倍速で進みます。使い勝手が悪いPCを大事に何年も使用していれば、起動や編集に無駄な時間を有し、簡単な作業にも多くの時間を費やします。計画的な設備投資が重要となります。

## ❸　金のマネジメント

　第３に、「金」です。金は、たくさん貯めているだけでは意味がありません。使うことで初めてその価値があがります。よって、必要な予算を必要な時期に使用することが必要です。重要なことは「使用する時期」と「選択・集中」です。タイミングを逸してしまうと、余計な手数料が発生したり、無駄な買い物をしてしまったりします。

　一般的には医療・介護業界では多くの支出を占めるのが「人件費」です。給与や賞与の配当や、病院や施設の規模や景気などを考慮して人件費の割合を注意深く見る必要があります。しかし、経営者でないと、その分配や給与設定はできません。管理職に求められる重要な人件費管理として「残業代」があります。その部下に命令する残業が適正なものなのか、収支とのバランスは良いのか、計画的なものなのかを常に念頭に置き、無駄な残業をさせないように管理することが必要です。

　また教育投資や設備投資などは、経営者とよく相談して長期的なビジョンに基づき「選択・集中」することが重要です。

❹ 情報のマネジメント

　第4に、「情報」です。情報は、現代社会では非常に怖い代物です。イン
ターネットが普及し、誰でも手軽にいつでもいろいろな媒体で情報を収集でき
るようになりました。しかし、溢れる情報の中からどれが一番適切なのかを見
極めることが必要であり、それを行わず情報を使用するのはリスクを伴います。

　情報には「information」と「intelligence」に分かれます。簡単に言えば「in-
formation」とは加工されていない生のデータであり、「intelligence」とは意思
決定者のために information を加工、分析して得られたものです。つまり、
「intelligence」は「information」から作られ、「intelligence」になっていなけ
れば全て「information」とい言えます。雨水を集めてきて、それをろ過して
飲料水にする、この過程と同じです。つまり、ろ過していないたくさんの雨水
を集めてきてもそれが全て飲めるとは限りません。

　しっかりと意思決定者のための加工を施し、精製された飲料水に変えること
が情報処理としては非常に重要となるのです。

　特に感染症や自然災害発生時に最も重要なのは、この「情報のマネジメン
ト」です。緊急事態下においてもより適確な意思決定のための「intelligence」
とは何かを準備しておく必要があります。逆に準備を怠り「information」レ
ベルだと意思決定が遅れたり、誤まったりしてしまいます。よって日頃から情
報の精度を「intelligence」レベルで使っていることが重要です。

## 4-1-2　組織の発展過程

　組織の発展過程については、特に5～10名程度の小チームにおける5つの
発展過程をまず知っておくことが必要です。5つの発展過程とは、「組織形成」
「混乱」「規範化」「機能」「休止」といわれており、1点ずつ説明していきます。

　① **組織形成**：2段階からなるといわれ、「第1段階＝組織に人が加わる時
　　期」「第2段階＝組織の目的、構造、リーダーシップ等が明確になる時期」
　　とされます。

　　この段階では、組織に属する個々人が様子を見ながら行動するため、不

確実性の高い段階とされ、個々人が自身をグループの一員として受け入れた時点までの期間が該当します。

② **混乱**：この段階では、誰が組織の主導権を握るのか、組織自体が何をなすべきかをめぐって衝突が起きる時期を指します。これらは新しく組織を形成する場合や、組織の再編を行うべく方針転換した際におきやすい課題といえるでしょう。この段階の期間は明確なリーダーシップのヒエラルキーの完成と、戦略・戦術の方向性についての同意があった段階が該当するといえます。

③ **規範化**：この段階では、組織に属する個人同士の間に親密な関係性が構築されて団結力が生まれる時期といえるでしょう。これらの時点で、組織内の規範が浸透し守られる時期となります。

④ **機能**：組織構造が固まり、個々人が注力する範囲が組織から仕事自体に向かっていく時期となります。この時期が持続することで、緩やかな発展が得られるようになるといえるでしょう。

⑤ **休止**：一定の成果を上げ、また新しい課題に向かって進む前段階の時期となります。組織を再編するのか、それともこのまま継続して新たな課題に向かっていくのか再考する必要があります。

多くの人がお気づきかと思いますが、これらの発展過程は階段のように進んでいくわけではありません。また、成果を最も上げる組織の発展段階は④の機能だけということもあります。これらはあくまで大枠として捉えておきましょう。激変する時代には、「リハビリテーションにおける評価と方針の決定」のように、常に状況に合わせて最適な選択肢を選ぶことを繰り返す努力が必要になります。実際に、混乱の過程の中で最大のパフォーマンスを発揮することもあるのです。つまりどう扱うかはリハビリ部門管理者次第であるということを忘れてはなりません。

## 4-1-3　人員配置

　適材適所というのは効率的な業務運営には不可欠な考え方であり、一般的によく知られているフレーズです。しかし、その「適材適所」を評価するシステムはできているでしょうか？往々にして、管理職や経営者が「こんな感じかな」といった、かなり主観的な人物評価で「適材適所」を決めてはいないでしょうか。

　「この人材を伸ばしたい」「この人のここを伸ばしたい」と真剣に考えると「適材適所」は不合理です。なぜなら、その人が向いている職場しか経験させないからです。極めて短期的な教育戦略となります。

　次に「適材不適所」を考えてみましょう。あえて茨の道を、向かないであろう部署を経験させてスキルの幅を磨かせます。試練を与えると人は成長します。そのため、上司が思っていた以上の個性や実力が発見されることも少なくありません。「この人は、計算とか数値で見るのが苦手そうだな」と思っていても、いざ緻密な実績分析などをさせて見るとパソコンを器用に使いこなし、客観的な意見が出てくることもあります。よって、上司の勝手な「適材適所」というイメージだけで人員配置を行うのは、その部下の長期的な教育戦略的にも不合理であり、また経営的に見てもプラスにはならないことがあります。

　上司としては、「適材不適所」をする際の部下の心理的なフォローアップや、バックアップ体制を常に敷いているなどの配慮をすることは言うまでもありません。

## 4-2　業務マネジメント

### 4-2-1　業務コントロール

　業務をマネジメントの最も大切な点として「コントロールする」ことがあげられます。コントロールするとは、「業務が計画通りに達成されるよう監視

し、計画から大きくそれた場合、修正するマネジメント」を指します。

## ❶ 業務をマネジメントする

　経営資源を使い、目標と目的に向かって戦略と戦術を明らかにする計画段階から、組織化しリーダーシップを発揮して組織が機能するよう補助することで具体的な業績が上がり、それらの業績の基準と測定、比較を行ったうえで、再度計画を立案し行動に移します。

　コントロールの主なフローは次の3つからなります。

　①「実績の測定」

　　　実績測定の方法としては、直接的な観察、統計報告、口頭報告、文書による報告等があります。

　　　ここで忘れてはならないことは、「何を測定するか？」という点を徹底的に考えることです。目標に対して的外れな実績を測定していては、一生目標の達成はできないでしょう。

　②「基準との比較」

　　　基準との比較においては、その変動の幅と傾向をよく分析する必要があります。この際重要な視点は、許容できる幅を明確にする点です。

　③「軌道修正・課題解決」

　　　許容できる幅を超えた場合、速やかに対処手段を選びます。業績を戻すためにすぐ行動に移すべきか、具体的原因を探ることを急ぐか決める必要があります。また、目標である基準の妥当性も検討する必要があります。基準が高すぎる場合は基準を下げる対応を、低すぎる場合は基準の引上げが必要となります。

　　　特に注意が必要なのは基準を引き下げる場合であり、基準が現実的で公正で達成可能な場合にむやみに基準を引き下げると、組織全体の弱体化を招くことにもなりかねないからです。そういった場合、従業員に積極的にかかわって、行動を修正してもらえるように関わる必要があるといえるでしょう。

## 4-2-2　テクノロジーによるマネジメント

　ここでは、テクノロジーが、マネジメント及びコミュニケーションにどのような影響を与えるか考えていきます。情報技術により、24時間365日絶え間なく情報入手が可能となり、個人やチームの仕事のコントロール及び情報収集のスピードと判断補助・連携の機会が著しく増えたり・加速していることは言うまでもないでしょう。一方でそれらにはリスクを伴うことも事実です。

　テクノロジーによって様々なメリットが享受できます。その一方で、組織をマネジメントするうえで意外と考慮できていない点として、知識マネジメントがあげられます。多くの人は、学びや文化の醸成に役立つ情報を瞬時に共有できる環境を持ち、多様な人と情報を共有するためにテクノロジーを活用しています。つまり、意図すれば職員向けに知識を共有したりすることも可能なはずです。

　デメリットとして、本書で特に注意したい点として「倫理的にコミュニケーションをする」ことを挙げたいと思います。倫理的にコミュニケーションをするとは、「関連するすべての情報を開示し、何ら人を惑わすものでないという条件を満たしたうえで相手に伝えること」と定義したいと思います。

　文字情報中心のコミュニケーションは、個人間の交流の欠如の原因になることに加え、倫理的でないものになったとき一気に真実を歪め、人を操るツールとなってしまうからです。

　当然ですが、これらの手続きの具体的な経緯や、誤った引用、数字の意図的な改ざんなど、共有するまでの行為は一切伝わらない点が問題になります。

　リハビリ部門管理者としてテクノロジーを活用していく際、これらの活用方法について、明確な指針を策定することを徹底する必要があります。

　まずは以下の質問に答えられるか確認しておく癖をつけましょう。

　① 　状況が明確かつ正確に定義されているか

　② 　なぜそのメッセージを伝える必要があるのか

　③ 　そのメッセージによって他者にどのような影響が及ぶ可能性があるか

④　決断について伝えるのならば、それらによりどのような結果が予測される可能性があるのか

　リハビリ部門管理者としてテクノロジーを活用する場合、そのすべての責任を負わなければならないと改めて認識し、心に留めておく必要があるでしょう。

　特に新型コロナウィルスの影響で医療、介護業界にも一気に ICT 化の波が来ています。例えば、カンファレンス、会議など今後もますます ICT 化が進んでいくことでしょう。ICT 化は利便性が上がる一方で対面のような「空気感」が伝わらないことが多くあります。すると逆にコミュニケーションが取りづらい状況になってしまいます。そうならないためにも ICT 化されても①～④の確認を日頃から行いましょう。

## 4-3　時間マネジメント

### 4-3-1　リハビリ部門管理者になぜ時間マネジメントが必要なのか

　Julian らの調査によると（注）、知識労働者の労働時間の 41％ がそれほど重要でない仕事に割かれていると言われています。

　（注）　September 2013, issue of Harvard Business Review, B Julian.

　リハビリセラピストの多くは区切られた時間の中で臨床業務をこなしている分、時間をマネジメントする点においては慣れていると言えそうですが、リハビリ部門管理者として業務を行う際に、重要でない仕事に多くの時間を割いているといった事態に陥らないよう、重要度をより考慮する必要があると言えるでしょう。2019 年より働き方改革関連法が施行され、働く人の意識は大きく変わっています。かつてのサービス残業や休日出勤などは昔は「善」であったものが、「悪」となりました。また、通常の残業も今までのように簡単にできなくなり、時間をきちんとマネジメントしなければならなくなりました。

　ここでは、時間をマネジメントするための心構え「自分の使う時間が最重要

課題に対して最も効果の高い戦略となっているか」時間マネジメントの本質「日々の時間の使い方を見直し、効率化するプロセス」の2点について確認を行っていきます。

## 4-3-2 時間マネジメントをする心構え

あなたが達成したいビジョンや計画はどのようなことでしょうか。「リハビリ部門を円滑に運営する」「リハビリ部門で収益をこれだけ上げる」「自分自身の休息時間を確保する」など様々あると思います。時間マネジメントは、ビジョンや計画がなければ、目標達成に役立ちません。

ここでは、主に2つの質問から、心構えについて振り返ります。

① 普段の仕事は何のためにしているのか？

Q：自分が本当に望んでいることの達成のための時間になっているか

Q：同じことを繰り返していることはないか

Q：前進はしているが、スピードなど満足いかないことが多くないか

② 最大限の見返りが得られる戦略となっているか？

短期間かつ効率的にという理由のみでなく、目標ごとに中長期的に最も見返りがあるのはどんな選択か、明確な答えを持っておくべきでしょう。

【例】

・自分でやる場合と他の人を教育する場合と、どちらが効果が高いのか

・「マニュアルを読んで理解する」「セミナー等に参加する」どちらが効率的か

・問題解決に向け、「すべてを部下に任せ自由に行わせる」「助言を与える」どちらが効率的か

以上の回答がそろったら、時間マネジメントへの心構えはできました。

## 4-3-3 時間を評価する

4-3-1 に記載したとおり、リハビリ部門管理者がタイムマネジメントを考

える場合、いかに無駄な仕事を省き、「切り捨てるもの」「移譲するもの」「見直すもの」等の分類をすることが重要です。では、具体的に1日の仕事を可能な限り具体的に分け、1日の時間割に沿って配置してみましょう。

　1日の自身の行動が明らかになった場合、その項目ごとに以下の4つに分類を行ってみましょう。

　①：成長と業務改善のための時間

　　　⇨部門戦略の立案、新技術導入のための時間、作業工程の改善に使う時間　等々

　②：人間関係の管理のための時間

　　　⇨上司との関係、同僚との関係、部下との関係に関する時間

　③：現場の進歩状況確認のための時間

　　　⇨現場が最大限の結果を出す活動が行えているかの確認、依頼している職務の進歩状況把握のための評価時間

　④：その他どうしても必要な雑務の時間

　　　⇨人材の採用に関わる事項、事務・方針に関する報告や勤怠管理、業績評価　等々

　その上で、各①〜④に対する重要度と緊急性について4方向に以下の**図表4-1**のように配置していきます。

　こうすることで、4つの区分について、どの程度の量が振り分けられたかが示されます。分類が難しい人は、今の職位で具体的に求められている責務の理解が不十分ですから、具体的な目標から考え直す必要があります。


　それでは、具体的に時間を再構築してみましょう。自分が今まで行っていた業務の「重要度や達成度合い」「かかった時間と予測とのズレ」「急な仕事への対応時間」を考慮し、これから1週間のスケジューリングを行います。

　週ごとに、これらの振り返りの時間を繰り返すことで、より効果の高い時間マネジメント能力と、急な仕事への対応力を身につけることができるでしょう。

　特に感染症や自然災害発生時には、一気に様々な情報が入ってきます。それ

図表 4-1

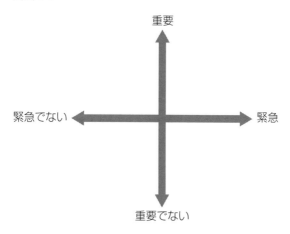

らを同時に処理していくのは困難でしょう。最も緊急かつ重要なのは「人の命に関わること」です。常日頃からこの緊急、重要の2軸で情報処理をする習慣を身につけましょう。

　注意しておきたいのは、時間マネジメントとは別に「人と人の関係に関するマネジメント」など、効率で考えることのできない業務があることを忘れないようにすることです。

## 4-4　会議マネジメント

### 4-4-1　会議とは

　会議という言葉を聞いたとき、あなたが普段参加している会議は、どのような目的で行われているか、説明できるでしょうか。ここでは、会議の目的を整理し、あなたが会議を開催する際にレールを外れないようにするための基本的な事項から、実践の小メソッドをおさえていきます。

　では、会議にはどのような種類の会議があるのでしょうか。主に4つに分類

していきます。

　① 伝達会議

　② 創造会議

　③ 調整会議

　④ 決定会議

　簡単に説明を補足すると、①は情報伝達を目的とした会議、②は問題解決を目的とした会議、③は部門内組織の調整を図ることを目的とした会議、④は部門ないし企業等の行動を決定することを目的とした会議となります。

## 4-4-2　会議をマネジメントする目的

　会議の種類を整理しましたが、次に会議に関するデータを俯瞰してみましょう。

　様々なデータはありますが、多くの業種でみると、業務の中で会議等の占める割合は約 15 ％となっています。医療業界は、全体平均よりは低く約 12 ％です。これは、直接対象者にリハビリテーションを実施することによる収益しか得られない構造も相まって、会議の開催頻度は少ないのではないかと想像されます。ただし近年では、経営資源の多様化や多職種協働など会議を通じて意思決定する場面は多くなってきており、効率的な会議マネジメントは必須になってきています。一方で、かつてのような休憩時間や勤務時間外での会議の開催は難しくなり、いかに効率的に会議を行うかという視点でのマネジメントが必要です。

　では、会議自体の問題や課題はどのようなものがあるか考えていきましょう。

　上位３つを上げると、

　「無駄な会議等が多い」

　「会議等の時間が長い」

　「会議の頻度が多い」

となっており、会議自体の目的というより、その質自体に課題が上がっていることが明確となっています。

　また、

「結論の持越し」

「コミュニケーションの不活性化」

「結論があいまい」

「決定事項の未実施」

「意見が対立して収拾がつかない」

など、会議を実施する主催側の問題が目立っていると言えるでしょう。

### 4-4-3　ファシリテーション能力の重要性

　会議自体の課題が見えたところで、これらの課題を解決する必須スキルであるファシリテーション能力について理解することが必要です。

　ファシリテーション（Facilitation）とは、「促進する」「容易にする」「円滑にする」という意味です（堀公俊著　ファシリテーションベーシックス　日本経済新聞出版社　2016）これらの役割を担う人物をファシリテーターと呼び、会議やプロジェクトにおいて支援する立場となります。あくまで、自らが主役となって推進するわけではありません。

　ファシリテーターは特に人と人とが関わる活動を促進し、組織力を高める活動の重要な手法の1つとなります。生まれは欧米で「異質性の高い社会」を前提に考えられた手法です。

　環境の変化が著しい現在の日本においては、組織が学び、変化し、動き出すまでのスピードの速さが生命線になってきているといわれていることからも（医療・介護業界は国政の動向を追うことも必要ですが・・・）、可能な限り納得感の高い答えを導く支援、多様な人材が相互に作用して個人を超えた集合知を生み出す支援のできるファシリテーション能力を鍛える必要があるといえます。

　つまり、「決めるべきことが決まり」「時間効率が高いうえによく話せて」

「意見の対立が起こりにくい」「決定事項が確実に実行される」会議を生み出すことのできる手法といえるでしょう。

## 4-4-4 ファシリテーションの基本スキル

ファシリテーションの技術が役立つ会議とはどのような会議でしょうか？

ファシリテーション技術は、①伝達会議については、情報伝達自体が目的になっているため、さほど役に立たないかもしれません。一方、②〜④は双方向性に話し合いが生まれる点から、ファシリテーションの技術がより役立つと言えます。

それでは、ファシリテーションの基本をおさらいします。ファシリテーションのスキルを本書では5つのスキルに分けます。

① 論点を定める
② 雰囲気を作る
③ 本当の課題を知る
④ 考えを広げる
⑤ 共通点を見出しまとめる

### ❶ 論点を定める

会議の場においては、「今何のために・何を目指して会議を行うのか」という情報がシェアされている例を多く見かけますが、これでは不十分です。

例えば、リハビリ部門の売上が減少している課題が上がり、売上を上げる目標が立てられた場合を考えてみます。

この課題に対して、「なぜ売上が下がったのか考える場合」と「売上を上げるためにはどうするのか話し合う場合」とで、内容がが大きく変わることは容易に想像できるでしょう。

論点を定めるというスキルがあることによって話し合いがデザインされ、問題解決や合意の形成の流れが具体化していきます。

## ❷ 雰囲気を作る

コミュニケーションの不活性化による影響は多大です。新しい人たちと話し合いをする場合は、話しづらい状況ができることが想像できると思います。これらは、職場で働いている方々との会議においても重要です。

例えば、忘年会や慰労会等の食事の会では盛り上がって話ができるのに、いざ職場で会議を行うと、たちまち話ができなくなってしまう経験を誰もがしているのではないでしょうか。

また、会議で決まったことが実践されない原因の1つに、「発言力の強い人に偏った会議」「上下関係の影響が残っている会議」「いい意見だけ出さないといけないプレッシャーがある会議」等があります。これらは発言しづらい雰囲気ができてしまっていることで起こるといえるでしょう。

発言する機会を設けなくても、全員の意見を平等に集めて検討できる方法をとることのできる仕組みを小技集として用意していますので、そちらを参考に実践していきましょう。

## ❸ 本当の課題・意見の真意を知る

意見がたくさん集まっていてもその言葉のみを羅列するだけでは、たちまち不毛の論争が始まってしまいます。人によって言葉の意味するものが違うことや、解釈をする人の背景などによっても多大な影響を受けます。「不毛の論争＝話がまとまらない」ことを避けるためにも、ファシリテーターは本当の課題・意見の真意を紐解き・通訳して互いが分かり合えるよう立ち回る必要があります。

## ❹ 考えを広げる

話し合いがストップしてしまう原因は、意見の相違だけではありません。考えの範囲をおのずと狭めてしまっていて、論点に対して有効な意見が思い浮かばないことで話し合いがストップしてしまうといったことも考えられます。

特に、臨床現場で常に答えを出しながらリハビリテーションを行っている皆

さんの場合、「〜に違いない」「〜に決まっている」「〜であるべきだ」という
固定概念を経験則とデータから持ちやすい背景もあるといえるでしょう。凝り
固まらないようにファシリテーターが配慮することで、これらの問題も解決す
ることができるでしょう。

❺ 共通点を見出しまとめる

　多くの意見が集まったのち、ファシリテーターに求められるのは「共通点を
見出しまとめる」ことといえます。意見をまとめるのは整理することとほぼ同
義です。意見の中で共通点を見落とさず、絞り込んだり選択したりを自然に
行っていくことが求められるでしょう。

　多くの場合、意見がぴったり重なることはありません。メンバーに対して集
まった意見が論点に対して純粋に答えようとして出ている意見であることを再
度確認したりすることで、解決策が思った方向と違ったとしても、納得感が得
られ自然に協力の得られる方針決定ができる場合が多くあるといえるでしょ
う。

## 4-4-5　ファシリテーションの小技集

① 導入における小技
　・話し合いが始まる前に「一度全員に」話をさせる
　　これらによって、話し合いが始まる前に楽しい雰囲気ができることや、
　他職種との壁がずいぶんと小さくなるでしょう。
　　具体的には「近況報告」「最近あったイイこと」「みんなが知らない私」
　など、あくまで私的で身近なテーマで、席の近い人と話ができるよう誘導
　してみるとよいでしょう。
② 納得感のある意見の引き出し方
　・意見は言うのではなく書かせる
　・とにかく時間を区切ってたくさん書かせる
　　納得感のある意見の引き出し方は、先に述べたようにいかに平等で、

個々人が受け入れられる環境を作るかにあります。それらの障壁になるものが「発言力」「立場」によって一切左右されない意見の出し方に統一していく必要があります。また、意見を集める場においては、特定の意見にファシリテーターが偏るようなことがあってはならず、「みんなの意見を聞く場だ」という前提を参加者に徐々に伝わっていくような形の問いかけを意識していくとよいでしょう。

③　物や仕掛けを使った小技集

環境的側面についても、工夫ができるポイントがいくつかあります。

・会議の環境

会議の環境について特に注意したいのは、話し合いをする机の配置もその一つです。参加者の間に空間のできる「口の字型」の配置はできるだけ避け、意見を出した時に机上で共有ができる形に統一したり、視点が一か所に集めやすい構成にするよう意識しましょう。

また、会議を行う場も、できるだけ閉塞感がないように配慮したり、時には場所を変えて実践することも必要でしょう。

・資料について

資料についても一工夫できるポイントがあります。これらは、「事前に資料を共有しておきたい場合」あるいは「当日見てもらいたい資料」によってやり方を変えるようにしましょう。

事前に資料を共有しておきたい場合については、「読まない」事例の頻発を避けるため、会議までに回答を一度書面でもらうようにすることで、回避が可能です。

当日見てもらいたい資料がある場合は、あえて資料の枚数を人数分用意せず少なめにしましょう。これによって参加者同士のコミュニケーションが生まれることになります。

また、本当に小技ですが、用意するお茶やお菓子類もあえて話題になるようなものを用意することで、自然に話が生まれる環境を作ることもできます。

④　会議時間の管理について

会議時間についてはタイムキーパーをする役割を用意し、会議の話し合いを促進するファシリテーターは徹底してその役割が遂行できるようサポートしましょう。

## 4-5　緊急時のマネジメント

### 4-5-1　緊急時のマネジメントで考えること

緊急時とは、普段とは異なる時を指すわけなので、当然ですが予測が可能な事象ではありません。そのような条件下では、あらゆる場面でのトラブルが想定されるため、対応において忘れてはならない心構え・準備の考え方を知っておく必要があります。

### 4-5-2　緊急時の心構え

緊急事態が発生した場合に必要なマネジメントとは何でしょうか？

緊急時には、一つの判断が与える影響がより大きなものとなります。加えて、リハビリ管理者の関わる事業の顧客は「リハビリを必要とされている人」であるケースが多く、人命に関わる問題も起きることが想定されるでしょう。

まず対応が求められる点として、「実態の把握」が挙げられます。仕分けが行いやすい方法としては、「実態が曖昧で把握が難しい問題」「実態が明確である問題」の2点の軸で捉えてみましょう。そのうえで、リハビリ部門管理者は具体的にどの範囲の問題を誰がどのように処理するか明確に決定・指示する必要があるでしょう。場合によっては、対策チーム等を早々に組織することも必要になります。

また、自身が不安なときこそ、職員や、関わる利用者様を不安にさせないために冷静な振る舞いも大切となります。まずは客観的に事態を把握し、物事に対して真摯に向き合うことから対策の一歩が始まるのではないでしょうか。

## 4-5-3　準備の考え方

　準備において大切なことは、繰り返しになりますが、「予測ができないこと」を予めリハビリ部門管理者自身が受容して準備しておくことです。

　ここでは、リハビリ部門管理者が緊急時に対応できるために普段から心がけておいたほうが良い考え方や対応について2つ書いていきたいと思います。

### ❶　専門職脳をリセットする

　まず第一に、自分が専門職であるがゆえに陥りやすい問題を把握しておきましょう。リハビリ部門管理者が働く現場の多くは、医療・介護に関連した有資格者の方が集まっています。つまり、各専門家が自身の知識や技術を寄せ集めて、チームで問題解決に当たる形でサービス提供を行っています。

　そのような環境下では、専門職としての答えを常に求められがちです。マネジメント全体に共通する問題ではありますが、緊急時には専門職としての知識や技術のみでは解決が困難な問題に遭遇するわけですから、専門職としての意思決定に意味をなさないケースが多くなることに注意する必要があります。

　加えて、斬新なアイデアや通常とは違った環境に身を置く機会をあえて作ることも大切になります。アイデアをチームメイト個人が持っている場合もあり、スタッフの意見を定期的に吸い上げて話を聞く機会をあえて作ったり、新規入職者のフォローを行う中で聞いたりする機会を大切にすると良いでしょう。

　職場外に手本となるメンターや学習の仲間を作っておくことも良策の一つです。専門職ゆえ陥る問題については、全く関係のない業界の人や他の法人で実績を上げている方等と定期的に話をする機会があることで、「自身はどうか」と振り返る機会を意図的に生むことができるからです。

### ❷　実験的な取り組みを忘れない

　もう一点は、リハビリ部門管理者として行う業務の中に、常に実験的な内容

（トライ＆エラー）の新しい業務を組み込んでおくことも良策といえます。

　リハビリ部門管理者になるとその役割を担うことでリスクを取りづらくなったり、失敗の代償も大きくなっていくのではないでしょうか？そのような環境では、目の前の仕事に実験的な取り組みが減るばかりで、新しい発見や気づきが少なくなってしまいます。

　リハビリ部門管理者がゆえに、そういった環境ができやすいことに気づいていないと、緊急時に管理職脳が発揮されてしまい、今まで実施したことのある対応のみに囚われたり、一方的な判断をしてしまう可能性が高いことを認識しておきましょう。

　おすすめは、まずは自己完結できる業務で実験をしてみることです。自分の失敗を上手に受容できるようになったら、その範囲を広げ、積極的に実験が可能な組織にしていく思考も大切かもしれません。

　業務以外でも日常的に新しいことにチャレンジすることで、気づきが得られやすい生活を心がけると良いでしょう。

After story

## 「マネジメントによる効率化でラクになる」

　会場には、開始15分前に到着した。「介護施設管理者のためのマネジメント講座」と入り口の立て看板が見えて会場に入る。今まで、リハビリの知識、技術習得のためのセミナーには何度も出ているが、マネジメント講座は初めてだ。すでに会場には20人くらいは集まっている。小出は受付を済ますと一番後ろの席に座った。

　そして、セミナーが開始される。講師の三浦が登壇する。

「皆さん、こんには、作業療法士の三浦です。今日はよろしくお願いします」

　もっとガツガツしたタイプの講師かと思ったが、意外に柔らかいタイプのだった。

「えー、今日の内容ですが、マネジメントです。マネジメントとはズバリ、何でしょう？」

　いきなりの質問だ。何となく「まとめる」や「整理する」のような気がするし、違う気がする。

「はい、それぞれの解釈があると思いますが、今日は「目的達成のため、会社の経営資源である「人」「物」「金」「情報」をうまくコントロールするための社内体制」としましょう。では、みなさんの施設には、どんな「目的」に対して、どんな「人」「物」「金」「情報」があるのでしょうか。まずは、そこから考えていきましょう」

　なるほど。そうか。くつろぎ園では、在宅復帰率を高めるという目的のために今年度、理学療法士を2名採用した。また、居宅訪問用の「軽自動車」を購入した。もちろんこれらの費用が高くなるので、施設基準を高めたり、加算を多く算定し、これらは、介護報酬制度という情報から取り組まれている。

「ただし、これらをすべて1人の管理者がマネジメントするのは難しいで

すよね。今日、ご参加の皆さんは看護、介護、リハビリの方ですので、その皆さんにとって重要なのは、業務のコントロールです」

　そして、三浦は、業務コントロールには、「実績の測定」「基準との比較」「軌道修正・課題解決」の3つの流れがあると説明した。小出は、自分の仕事に置き換えてみると、確かにこのように業務コントロールが行われていることが分かった。これも、前任の伊藤が作り上げたものだ。そのまま、午前中は、業務コントロールについて講義やワークが続いた。

　そして、午後からは、「マネジメントスキルアップ」として、講義が始まった。


「午後からは、管理者としての皆さん個人にフォーカスして講義を進めていきます。内容は、時間マネジメント、ストレスマネジメント、会議マネジメントです」

　時間マネジメントでは、管理者は、「重要かつ緊急の課題」に時間を割くこと、そして会議マネジメントでは、会議には種類があり、議題によって使い分けることや会議ファシリテーションを学んだ。そして、あっという間にセミナーは終了した。


　次の日、早速、興奮気味で施設長に研修受講の報告に行った。
「施設長、何か聞いてはいけないような話を聞いてしまいました」
「なんなの、その聞いてはいけないような話って」
「管理者と言うのは、我慢して、努力して、地道に業務を進めていくものだと思っていました。でも、あらゆるマネジメント方法でいくらでも効率的に進めることができることを知りました。これは、手を抜くことやサボることではなく、ラクにスムーズに業務を行えるようにすることなんですね」
「あら、すごいじゃない。さすが、社会人経験のある小出さんね。理解が早いわね。じゃあ、早速、何から始めますか」

「はい。現状を考えていくと、緊急かつ重要なこととしては、入所は、ベッド稼働率アップで通所リハビリはリハビリ会議の流れを検討することだと思います」

「そうね。じゃあ、まずは、トラブルになったリハビリ会議の流れを考えましょう」


　今までのくつろぎ園でのリハビリ会議は、「なんとなく始めた形」をそのままやっていた。これは、業務マネジメントとは言わない。リハビリ会議では、「誰が何をどう決めるのか」ということを再検討する必要がある。今は、小出がリハビリ内容を報告することがメインだったが、自立支援を考えていくともっと利用者にも語ってもらうべきではないかと思う。

　小出は、次の幹部会議でリハビリ会議の見直しについて提案した。自分で考えるだけではなく、他施設の取り組み事例を専門雑誌で調べたり、養成校時代の同級生に電話で聞いたりと下調べも行った。

「今のリハビリ会議は、リハビリセラピストがリハビリ内容を説明することに終始しています。そうではなくて、利用者の活動と参加の目標に対し、どれくらい今進んでいるのかという進捗状況を利用者自身に語ってもらうのが良いと思います」

すると、施設の医師から、

「そんなに時間がかけられないのではないか」と指摘が入る。しかし、それも想定問答の範囲だった。

「はい、確かに先生の言われる通り、時間を延ばすことはできません。よって、予めリハビリセラピストの方で、利用者とリハビリの時間を使って話し合いをしておきます。それを当日、利用者に語ってもらえればと考えています」

「そうか。その下準備があるならやってみようじゃないか」

　前回の幹部会議では、緊張して何も答えられなかったが、今日は、きちんと話ができた。やはり会議と言うのは準備が大切だ。

　1か月後、いよいよリニューアルしたリハビリ会議を開催する日がやってきた。

「では、リハビリ会議を始めます。まず、現在、利用者さんの目標は、庭の手入れがしたいとのことで、現在、歩行訓練や段差昇降を行っていますが、どうですか」

　すると利用者からは、まだ段差を降りることに自信がないことや庭で転倒しないか不安だということを語ってもらった。これも先日、利用者と一緒に練習した通りだった。

　そして、この利用者の一言をきっかけに全員が喋り出した。家族の見守りはあるのか、段差は何センチあるのかなど、職種に関係なく、利用者の目標達成のために全員が集中して議論している。

　会議冒頭で、目標について喋ったことで「論点が定まる」こと、そして利用者が自ら現状の課題を喋ったことで参加者全員がどうにかしたいという「雰囲気」を作れた。時間は、今まで通り10分ほどで終わったが、結論として、リハビリセラピストが今一度、自宅に訪問し、家屋だけではなく庭も見ること、ケアマネは家族に見守りが可能かどうか聞いてみることなど次回までの取り組みが明確になった。


　そして、このリハビリ会議は回数を重ね、小出だけではなく、他のリハビリセラピストもできるように研修会を開いたり、標準化のためのマニュアルを作成した。以前、小出と"もめた"ケアマネもこのリハビリ会議の進め方には納得したようで、今では、他のケアマネに「くつろぎ園のリハビリ会議は良いわよ」と宣伝してくれている。


　そして、もう1つの重要かつ緊急の課題である入所のベッド稼働率に関しても小出は幹部会議で、

「ベッド稼働率が高い、低いという抽象的な表現ではなく、やはり季節変動もあるので、過去3年分と比較しながら議論すべきだと思います。ま

た、そのなかで厚生労働省や老健協会のデータから全国的な傾向を調べ
て、当施設の目標設定をしてはどうでしょうか」
と堂々と提案した。


　小出は、伊藤の言う「マネジメントでラクになる」という意味が分かっ
てきた。それは、目的や目標に向かって、的確に道筋を作ることなんだ。
そして、それが多くの人たちにとって良い影響を与えることなんだ。小出
はさらに自分のため、そして周りの人たちのためにもマネジメントを勉強
したいと思った。

# 第 5 章

# リハビリ部門の
# 教育・人材育成

Before story

# 「自分の考えを押し付けたプリセプター吉本の失敗」

　吉本賢一は、3年目の理学療法士。養成校時代の臨床実習を行った高度急性期病院である市民医療センターへ卒業後、すぐに就職した。すでに臨床実習で3か月間の経験があるので、他の新卒セラピストよりもある程度、病院に慣れた状態で入職した。よって、新人教育もすでに実習で教わっていたことも多少あったので、同期のなかで誰よりも早く合格することができた。

　また、吉本は、休みの日を使って、ほぼ毎週のようにいろいろな研修会に参加した。もちろん、急性期のリハビリに必要な、整形外科疾患、脳血管疾患の知識、技術習得は当然として、呼吸器疾患や心臓リハビリなどの研修会にも参加した。そして、3年も経過すると、同期のなかでも一目置かれる存在となり、吉本自身も仕事に勉強に充実した毎日を送っていた。

　吉本が4年目に入ったところで新たな任務が舞い込んできた。それは、新人理学療法士の教育係の「プリセプター」である。もともと自分は勉強してきたという自負とそろそろ誰かに教えたいと思っていたので、タイミングも非常に良かった。

　4月の2週目についに病院全体のオリエンテーションや研修が終わり、新人が自部署へ配属された。吉本がプリセプターを担当する1年目の理学療法士は、本田真未だ。

「あっ、本田さんね。今日からよろしく」

「よろしくお願いします」

　本田は、もともと気弱な性格で、初対面の人とはあまりうまく喋れない。養成校時代も学校の教員や実習指導者からコミュニケーションの面で、何度も指摘されたことがある。教員からは、市民医療センターのような大きな病院ではなく、もう少し小さくアットホームな雰囲気の病院の方が良いのではないかと勧められたが、気弱な性格を変え、理学療法士とし

て一人前になるために、大きな病院で修行することが最適だと思い、周囲の反対を押し切って就職した。

「じゃあ、当分は、俺についてリハビリ場面を見学だね。何か分からないことがあったら何でも聞いていいよ」

　そして、吉本が患者のリハビリをしている間、本田は後ろで見学をしていた。質問しようにも何を質問して良いのか分からず、また、どのタイミングで質問するのかも分からなかった。結局、その日は、1回も質問できずに終わった。

　次の日も同じだった。また、その次の日も質問できないままだった。すると吉本は、

「本田さん、分からないことがあったら質問してって言ったよね。何で質問しないの。それじゃ、勉強にならないでしょ」

「はい。すみません」

「いや、謝って欲しいんじゃなくて、質問して欲しいわけ。理学療法士にとって1年目ってすごく大事な時期なのは分かるよね。もう学生じゃないんだから、その辺、もっと分かった上で仕事して欲しいんだよな」

　本田は、すでに目に涙を一杯浮かべて今にも泣きだしそうだ。吉本は、ため息交じりで、

「もう、最近の新人はこれだからな。ちょっと厳しく言うと、すぐ泣く。もう、本当に教えにくいよ。じゃあ、明日はちゃんと質問するように考えてきてね。お疲れさま」

　そう言うと、吉本は本田の元を去った。吉本は、これで明日はちゃんと質問を考えてくるだろうと思っていた。また、新人だからあまり難しいことじゃなくて、基礎的なところから教えればいいなどとも考えていた。しかし、事態は変わらず、次の日もその次の日も同じ状況が続いた。吉本は、毎日、同じように「質問はないか」「勉強にならない」「学生じゃな

い」と繰り返し指導した。

　ついにそのまま1週間が経過し、本田は出勤してこなかった。理由は「体調不良」だそうだ。吉本は怒りに震えた。自分がこれだけ考えてあげているのに、本人は「体調不良」であっさり休んだ。しかも、自分に連絡してきたわけではなく、他のプリセプター宛てに電話してきたらしい。

　その日の昼に吉本は手塚武志から呼び出された。手塚は、15年目の理学療法士で肩書は主任だが、リハビリ部門内の新人教育の責任者でもある。
「吉本君さ、本田さんのことなんだけど」
「あー俺も手塚主任に相談しようと思ってたとこなんですよ。この1週間、ずっと俺のリハビリを見学しているだけで何も質問してこないんですよ。あれじゃ、指導も何もできないですよ」
「実はな、本田が、もう、病院を辞めたいと言ってきたんだ。理由は、"君の指導が厳しいから"だそうだ」
　吉本は動揺した。確かに、厳しく言ったことあったが、それは"本田のために"言ったことだ。それを、理由に辞めようなんてどこまで甘い考えなんだ。
「確かに、厳しくしたこともありますが、別に辞めるほどのことじゃないでしょ。もしかして、もともと辞めたかったから俺を理由に押しつけているだけじゃないですか」
「まあ、それもあるかも知れないけど、今の時代、パワハラだなんだで昔のようにいかないのは確かだ。君の気持ちも分かるが、結果、君の指導で新人が辞めるとなるとこれは問題になるんだよ」
「俺は、悪くないですよ。俺はちゃんと指導してましたから」
「君はちゃんと指導してたというが、どのように指導していたんだ。自分の知っていることや価値観を押し付けていただけじゃないのかな。そもそ

も、質問しやすいような環境づくりやコミュニケーションをとっていなかったんじゃないか」

「まあ、それは、やっていませんけど。それは、俺じゃなく、新人がやるもんでしょ。何で教える側の俺が気を遣ってそんなことしないといけないんですか」

　吉本は納得いかない。なぜ、自分が責められなければならないのか。


「なにかトラブっているみたいやね」

　スタッフルームで話しかけてきたのは同期でコテコテの関西人である浅利さつきだ。浅利は、もともと、明るい性格で、スタッフルームでは毎日マシンガントークで周りの人たちを笑わせている。経験３年目にしてすでにリハビリ部門のムードメーカーとなっている。同期だけではなく、先輩、後輩にも慕われ、他部署の飲み会にも頻回に参加している。そして、浅利も吉本と同じく今年度から新人のプリセプターとなった。

「ほんと、参ったよ。何で、俺が悪いんだよ」

「えっ、本田さん、休んだのって・・・あっ、あんたとケンカしたんやろ」

「何でケンカするんだよ。厳しく指導したら、それが嫌で〝辞めます〟だって」

「あー、なんか、本田さんの気持ち、よー分かるわ〜その厳しいの、私、めっちゃ嫌やわ〜」

「そもそも、教育っていうのは厳しいものだろ」

「何で、それはあんたの思い込みやろ。厳しくなくても教えられることはたくさんあるで」

「俺は、お前とは違うんだよ」

「あっ、出た！お前とは違う・・・当たり前やん。同じなわけないやん」

「もーいいからあっち行けよ」

「はいはい、行きますよ。でも、あんたもう少し教育について勉強しとき

や。あんたは勉強できるのは分かるけど、もう少し「教え方」について勉強したほうが良いわ」

「教え方の勉強？もしかしてそれって、教える環境づくりやコミュニケーション？」

「そうや、知ってるやん」

「さっき、手塚主任が言ってたからな。ただ、俺は、そんなものは納得できないね。そういうのは、教わる側がするものだろ」

「また、あんたの決めつけや。これやから頭の良い人は困るわ。あんたは、人を上下関係で見てるわ。でも、それはあかんで。新人でも中堅でもベテランでも同じ病院の同じリハビリ部門の仲間やないか。早く新人さんが私たちの本当の仲間になってもらうために教育するんやないか」

　吉本は、浅利の"私たちの本当の仲間になってもらうために教育する"という言葉に驚いた。自分は目の前の新人に、自分の知っている知識、技術を教えるのが教育だと思っていたが、浅利は仲間になってもらうために教育するという。独特の考え方ではあるが、それも一理ある。

「よし、分かった。じゃあ、お前が俺にその「教え方」を教えろ」

「もー、それを早よう素直に言えば良いのに。分かった。高くつくけど覚悟しときや」

　リハビリ部門の人員が増加するに従い、リハビリ部門管理のなかでも重要になってくるのがこの教育・人材育成です。特に若い世代の多いリハビリ部門では、この教育・人材育成が上手くいくかどうかで「リハビリの質」が決まってくると言っても過言ではありません。近年養成校では、時代に合わせてカリキュラムや臨床実習の方法が大きく変わっています。そして新人教育で言えば、昔のように、「たくさんの指導者で少ない新人を教育する」のではなく、「教育システムやツールを使っての教育」に変わりつつあり、さらに、5年目以降のリーダー教育や将来、リハビリ部門の管理を担うための管理者教育も必要となります。更に、2020年からの新型コロナウィルスの影響で、法人内の集合研修を取りやめたり外部研修の学会や研修会がオンライン化するなど学びの方法や環境も大きく様変わりしています。

　では、本章では、臨床教育、OJT（On-the-Job-Training）とOFF-JT（Off-the-Job-Training）、キャリア育成のシステムについて解説していきます。

## 5-1　臨床教育とは

　リハビリ養成校を卒業して、晴れて社会人として医療機関等に就職します。しかし当然のことながら新入職員はまだ「素人に近いレベル」です。一通りの知識を身についてきたとしても、技術は「ホンのごく一部」教育されてきたものだけであり、とても患者に満足頂くレベルにありません。そのため、就職してからの「卒後教育」が非常に大事になります。

　臨床現場で教育を実施するスタイルには大きく分けて2つあります。後で詳しく述べますが、OJT（On-the-Job-Training）とOFF-JT（Off-the-Job-Training）です。これらを効果的に組み合わせて、臨床で必要なスキルを教育します。

　リハビリの領域においては、教育するリーダーや先輩が若い時に体系的な卒後教育を受けてこなかったり、新しいツールをどのように使って良いか分からなかったりするケースが非常に多くあります。教育する側にそのような課題が

あると、実際に教育を実施しても非常に内容の薄いものとなってしまう恐れが
あります。まずは、「教育をする側」のスキルアップが課題となります。

　病院や介護施設において、体系的に教育プログラムが組まれているところは
まだまだ少ないでしょう。大学病院をはじめとする大規模病院や歴史のある病
院は、管理体制もしっかりと整っていて院内教育プログラムが整備されている
ところもありますが、中小病院や歴史の浅い病院はまだまだ教育体制について
課題が多いのではないでしょうか。そして特に老健や通所リハビリなどの介護
施設においては、リハビリセラピストに特化した教育プログラムの構築は非常
に難しいものです。それでは、他の職種はどのように教育体制が整備されてい
るのでしょうか。

## ❶　看護師のクリニカルラダー及び介護士のキャリア段位制度の開発

　日本看護協会が2014年から人材教育の開発に取り組み、2016年に「看護師
のクリニカルラダー（日本看護協会版）」が公表されました。これは、あらゆ
る場における全ての看護師に共通する看護実践能力の指標となるものです。こ
の指標を用いて、看護師の看護実践能力を高め、看護師の質の向上を図る仕組
作りが協会をあげて行われています。

　同様な制度作りを既に行っている職種が介護士です。介護士は、内閣府が
「『実践キャリアアップ戦略』の推進により、介護分野へ参入する人材を増やしま
す」をテーマに2012年からスタートした「キャリア段位制度」です。これ
は、介護士の知識や技術をエントリーレベルからトップレベルまでの全7段階
に段位が分かれ「分かる（知識）」と「できる（実践的スキル）」の両面を評価
することができます。

　この制度は、アセッサーと呼ばれる事業所内評価者をまずは育成し、そのア
セッサーをもとに、共通の物差しで評価が行えるシステムです。これにより職
員のやりがいとモチベーションの向上が図られるとともに、「ジョブカード
（職務の中で得た能力等をまとめたシート）」を用いることにより、転職の際の
能力補償としても活用できるなど、その職員個人のキャリアを無駄にせず長く

知識技術の向上に活かすことができる制度です。

　このような他の専門職で確立されている制度を参考にしながら、理学療法士・作業療法士・言語聴覚士のそれぞれのキャリアアップを段階的に策定し、臨床教育の柱にすることが今まさに求められます。

　これらのキャリアアップ制度などを参考にすると、改めてリハビリ領域における教育者のスキルアップが必要不可欠なものであると分かります。昔は、20年以上もセラピストとして現場に立ってきた先輩セラピストが「こうだ。こうやってやるんだ」と職人気質でトップダウン式教育をし「あとは自分で盗め」といった、お寿司屋さんや大工さんのような「石の上にも3年」的指導がされてきたように思えます。しかし、それでは入職後すぐに臨床現場で活躍する人材は育たないだけでなく、日々刻々と変化する環境変化に対して先輩の知識技術が常に最新かどうかも分からないという不確定要素からも、あまり効果的とは言えなくなってきました。

　若い世代はこれらの教育方針や方法にとても敏感なので、あまり臨床教育に効果がないと判断すると、より教育が手厚い職場へ転職を希望してしまいます。株式会社リクルートキャリアの「就職白書2017」によると、就職活動中の学生が「最も知りたいと思っていたもの」のアンケート結果で、当然就職活動では前提となる「具体的な仕事内容」や「勤務地」、「経営方針に関わること」などに次いで、「社内研修・自己啓発支援の有無と内容」が35項目中の9位にランクインされました。これは全業界が対象でありましたが、医療業界などの専門的な技術や知識が求められる業界においては、さらに上位に入ってくるであろうと思われます。

　筆者も実習生の受入れや就職面接をこれまで多く経験してきましたが、年々、病院側の教育体制の有無が学生にとっての就職活動の選定要件に与える影響が強いと感じています。「教育体制はどのようなシステムですか？」「部外教育への助成はありますか？」などの質問は増えています。このことを病院側が意識し、受入れの体制の整備と入職後のキャリアデザインを体系的に後押し

することができれば、入職者の獲得も推進できるとともに、先輩も安心した人材育成が行えるのではないでしょうか。

　更に、新型コロナウィルス感染症によって研修会場はある意味「3密の環境」となりました。今後は教育体制の充実に加えて「教育場面の安全性」が求められます。また、感染対策以外にも働き方改革の中での教育時間の確保やハラスメントの問題など教育対策は今まで以上に様々なことを考えなくてはならなくなりました。

　それでは、どのような教育体制を整備すれば良いのかを具体的に見ていきましょう。

## 5-2　3つの能力開発

　臨床の経験年数や、与えられたポストなどによって、その段階で求められるスキルや学ぶスキルは違います。図表5-1 に示すようにハーバード大学のロバートカッツ教授が提唱された「ロバート・カッツモデル」は、職位とともに求められるスキルの違いを分かりやすくまとめたモデルとして有名です。これらを医療現場に置き換えてキャリアデザインをしている病院や介護施設も既に見られます。それぞれのモデルを詳しく見てみましょう。

図表5-1　ロバート・カッツモデル

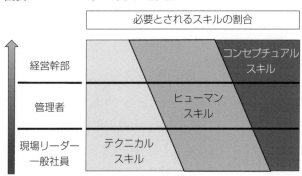

## 5-2-1 「テクニカルスキル」〜その医療機関等で求められている知識・技術を中心に

　専門的な能力や知識など「業務遂行能力」を指します。リハビリセラピストは専門職であり、養成校においてもこのスキルの基礎を学んできます。仕事をする上で前提となるスキルです。よって、経験年数の浅いリハビリセラピストにとって「仕事のイロハ」や「専門職としての腕を磨く」ことが、まずは求められるスキルと言えます。先輩が行っている手技を見様見真似で始め、それから少しずつ細かいテクニックを教えてもらい、さらに研究するために学会発表や論文投稿、あらゆる研修会に参加していきます。

　しかし、ただ闇雲に片端から「○○法」「○○手技」などの新しい手技に飛びつき、その時のトレンドに流されてしまうのは、あまり望ましくありません。新しいことを学ぶという姿勢は非常に素晴らしいですが、自分が所属している医療機関等において「どのような知識や技術が特に求められているのか」を整理し、患者のニーズに基づいて自分のスキルを磨いていくのが良いでしょう。

　例えば、全く呼吸器疾患の患者の入院がないのに一生懸命呼吸器リハビリを勉強しても、その力を発揮する機会はほとんどありません。自分が興味のある知識技術を極めていくのも良いですが、入職当初から3年目くらいまでは、まずはその医療機関等で求められているものを中心に幅広く理解を深めていくと良いです。常にその現場で求められているものを深めていくことが、地域で求められる専門職になる第一歩です。

## 5-2-2 「ヒューマンスキル」〜他者に寄り添った人間味ある関わり方

　コミュニケーション能力やプレゼンテーション能力、コーチング、ファシリテーション、調整能力など「相手や集団との関係を円滑に豊かにしていくスキル」を指します。3年ほど経験年数を重ねていくと、後輩は増え小さな部署のリーダーを任されるようになります。

　部下の教育や評価をするにあたっては、対面によるコミュニケーションが非常に重要となります。新入職員の場合、最初の1か月ほどはとても不安であり、誰に何を相談して良いかも分かりません。その際に、先輩でありリーダーである人たちが、細やかなフォローを行いその不安を取り除くことが必要となります。

　医療業界で一般的に言われるようなプリセプターやエルダーなどのいわゆる「教育係」は、単に教育係りで終わってしまってはいけません。新人のあらゆる悩みや課題を親身になって聴き、その解決に向けて一緒になって歩んでいくことが重要です。

　プリセプターなどは入職3年目くらいが就くことが多いでしょう。このプリセプターなどの経験を元にリーダーシップを学び、ヒューマンスキルを身につけていきます。つまりリーダーシップへの登竜門として、これらプリセプターなどの制度があります。

　教育方法として、昭和の時代は父権的ないわゆる「強い教育」が主流でした。しかし、平成の時代ではそれは一歩間違えばパワハラになりかねず、頭ごなしの厳しい教育は時代錯誤となってきました。多様な価値観をもつ新入職員に対して「イケイケどんどん」の高度経済成長期的な教育からは脱却しなければなりません。

　せっかく時間と労力を割いて教育し若手を育てても、「強い教育」のせいで辞められてしまっては元も子もありません。しかし、ズルズルした甘い教育が良いかと言えばそれも間違いでしょう。時には厳しく、そして愛情を持った教育が必要です。そのバランスはいかにして取れば良いのでしょうか？

　第2次世界大戦の時に大日本帝国海軍軍人で、太平洋戦争開戦時の連合艦隊司令長官であった山本五十六の有名な言葉にヒントを求めましょう。彼は、その立場からでは想像がつきませんが、とても戦争に反対の立場であったと言われています。しかし多くの軍人を日々統率して、開戦後多くの戦いで成果を出してきました。真珠湾攻撃やミッドウェー海戦で指揮を執ったことは有名で

す。彼は生前多くの名言を残してきましたが、こちらの名言はヒューマンスキルに通じる素晴らしい内容です。

「やってみせ、言って聞かせて、させてみせ、褒めてやらねば、人は動かじ」

まずは部下・後輩に「やっているところ見せる」ということから始まります。手本を示し、技術の細かいポイントを伝えます。

次に「言って聞かせる」こと、つまり口酸っぱく何度も伝えるということです。先輩は目先の忙しさでどうしても新入職員教育で一番大事な最初のステージを「一度教えたから」とすぐに手を離そうとしてしまいがちです。しかし、それがかえって教育の遠回りになってしまうのです。何度も大事なポイントを「耳タコ」で教えて行きます。

次に、言って聞かせながら同時に「させてみる」を進めます。自分が教えたことがしっかりと伝わっているのか、間違って学んでいないか、まだ不足していないか、などを確認しながら行います。

そして最後に一番大事なことが「褒める」ことです。仮に間違ったことをしても「ここまでは理解して十分にできていたよ。ただ、まだこの部分が不十分だから次からはこの部分を課題にしよう」と、できていることをしっかりと伝えつつ課題を明確にします。

これらの教育サイクルを、昭和のそれも戦争中に山本五十六という海軍のトップが重要視していたことにとても驚きです。軍隊は究極のトップダウンと思われがちですが、実はこのように部下を大事にして人を育てることの重要性を、昔の人たちも重んじ活用されていたのです。

後輩の指導を行いつつ並行して他の部署との連携を学びます。会議や委員会、院内研修会などに参加するとともに、様々な横断的なプロジェクトに参画してそのスキルを身につけていきます。家族指導や担当者会議、地域との交流会などをはじめ、専門的な知識技術を活用したトータルコーディネートの提案

が求められます。例えば、摂食嚥下機能障害の患者をリハビリするにあたり、看護師や言語聴覚士による摂食嚥下機能訓練だけでは改善に限界があります。全ての職種が一丸となって、離床を促進して活動機会を増大させ食欲を改善、リハビリや機能訓練・レクリエーションなどによる体力の向上、コミュニケーションや傾聴によるメンタルケア、排泄状況のチェックなど、1日の生活リズムの中で摂食嚥下機能障害の改善を目指します。1日何単位リハビリを行ったかという考え方ではなく、そのような総合的な視点で患者に寄り添うことの提案がこれからのリハビリセラピストには特に求められます。ヒューマンスキルは縦（専門職レベル）と横（多職種協働レベル）とを繋ぐスキルでもあります。

### 5-2-3 「コンセプチュアルスキル」～総合的な視点で俯瞰して物事を捉える

　問題発見・解決、分析、戦略立案能力を指します。**図表5-1** にあるように上級管理者に近づくほどコンセプチュアルスキルが求められます。仕事を取り巻く環境を全体的に俯瞰し、構造的、概念的に捉えて、組織が取り組むべき課題の本質を見極めるスキルです。もしかすると医療機関や介護施設に従事するリハビリセラピストの一番苦手なスキルかもしれません。

　「コンセプチュアルスキル」は単にロジカルシンキングを勉強すれば良いということではありません。それよりもまず、客観的に物事を見定められる幅広い思考力を持つことが大事です。リーダーや先輩が持っている価値観や判断基準で本当に良いのか？テレビや新聞などのマスメディアが全て正しいのか？病院の経営方針を実行するのにそのやり方で良いのか？など、いろいろな場面において多角的な視座が必要になります。どうしても同じ職場に長く務めると、偏った見方や固定概念に縛られてしまいがちです。「井の中の蛙」にならないように、やや遠くから眺めて物事を捉える習慣が必要です。

　**図表5-1** を見ても分かるように、若年層にとってもコンセプチュアルスキルが求められます。第4次産業革命すなわち情報革命の進展で、AIやIoTなど10年以上前ではあまり想像ができなかった時代に入ってきました。多様化

する時代の中で、専門職（職人）においても「手に職をつければ安心」という時代ではなくなってきました。また多職種協働の推進にあたり、リハビリセラピストに求められるスキルも変わってきました。特に介護施設においては、老健や通所施設などで施設長や所長に抜擢されるリハビリセラピストは少なくありません。自分が従事する医療機関や介護施設の経営を任されたときに、普段から多角的な視点で見ることができていないと、たちまち収益性が確保できない管理者となってしまいます。

まずは、自分の所属する組織の経営状態を知ることから始めましょう。収益は毎月どのくらいなのか？加算の取得状況は？人員配置は適当か？無駄な時間やお金の使い方はないか？施設管理や備品に過不足はないか？など、1つの部署の所長として、また自分が部門管理者としてその部署をチェックし改善を常に模索します。時には、経営者に環境を変えてもらえるよう相談をしたり、予算を配当してもらったり、人事交流をしたりと、経営者の視点で大局的に物事を進めて行くことが必要です。

また、リハビリ部門管理者には、時代とともに求められることが追加されています。感染症や自然災害への対応、働き方改革、ハラスメント防止などリハビリ部門がより円滑に運営できるように「部門内」だけではなく「時代の流れ」に常にアンテナを立てておく必要があります。

## 5-3　OJT と OFF-JT の有効な使い分け

では、臨床教育の方法を考えていきましょう。教育の方法は、2つに分かれます。

1つ目は OJT です。「On-the-Job-Training」の略称で、実際の職場で実務を通して学ぶ訓練のことを言います。これに対して、実際の業務から離れて行う部外研修などのことを OFF-JT（Off-the-Job-Training）と言います。

OJT は毎日職場で業務をしながら先輩や上司に指導を受けながら技術を磨くことです。OJT を受ける側、すなわち新入職員などは入職すると全くのゼ

ロからのスタートです。そのため先輩にしっかりと教えてもらいます。OJT
が教育の基礎となる方法です。しかし、OJT を提供する側すなわちリーダー
や先輩は、普段の多忙な業務に追われています。そんな中、後輩指導をする時
間を捻出し必要によっては資料を作成し教育を行わなければなりません。効率
的かつ効果的に OJT を実施するにはどのようにすれば良いのでしょうか？
OJT と OFF-JT とを有効に使い分けつつ、その融合についても考えてみま
しょう。

## 5-3-1　マニュアルや工程表の活用

　何をどこまで教育したか、どれがポイントなのか、いつまでにどこまでを教
えたら良いのかなどの教育の標準化が必要です。仮に教育者が毎年変わったと
しても、同じレベルのことを教育できることが大事です。毎回「えっと、どこ
まで教えたかな・・・？」となっていては効率的とは言えませんし、毎年教育
内容が変わっていては、教育の質が担保できません。

　また、教育の進捗状況を管理することも大事です。教育が達成されたことを
チェックリスト式にしたり、星取り式にしたり、ホワイトボードに書き出して
達成したらバツ印をつけたりと、やり方は色々とあります。それらの共通的な
進め方としては、

　①　まず全ての教育項目をリストアップする。

　②　それを「いつまでに」達成するか期限を決める。

　③　「教えられながらできる」「自分でできる」「人に教えられる」などと、
　　　評価に段階を設ける。

　④　定期的（最低でも１か月に１回）に、その進捗を面談などを通じて確認
　　　する。

　これらを先に述べたような「クリニカルラダー」などとミックスさせると、
キャリアアップの指標にも繋がります。

## 5-3-2　共同教育の実施

　OJT は 1 対 1 と思われがちですがそんなことはありません。教育する内容が共通的なものは、積極的に他の教育者と連携して共同で行います。例えば、計画書の作成方法、カルテの記載要領、PC の使用方法、さらには移乗やトイレ介助、バイタル測定や検査結果の読み方などあらゆることが実は共通的な教育内容です。しかし、それらをどうしても個々のプリセプターがぞれぞれで教育をしてしまいがちです。教育内容を整理して、

① 　全ての職種で共通な教育項目

② 　それぞれの職種としての教育項目

③ 　職員個々にそれぞれの臨床をもって教育する項目

と区分して、①であれば組織としての共通的な教育時間を設けて教育し、②であれば関係する職種の勉強会を企画し、③は個別性をもってあらゆる機会に教育する、と区分します。必要により OFF-JT として部外研修に参加を促し、その教育効果を最大にします。共同でできることはできるだけまとめて教育し、個別なものは目的に沿って教育方法を個別化します。

## 5-3-3　振り返り～経験学習

　OJT と OFF-JT の共通的なこととして「振り返り」の重要性を強調したいと思います。「やりっぱなし」は、リハビリ業界のみならずどの業界においても悲しいことによく見られます。それは教育者としても被教育者としても、必ず何かを実行したら「振り返る」ことをしなければ、何が良かったのか？何ができるようになったのか？何が分からないのか？何を次の目標にするのか？など、具体的に見えてきません。

　アメリカの教育学者であるデービット・コルブが唱えた「経験学習モデル」を参考にします。これは、「具体的な体験」「振り返り」「教訓の明確化」「教訓の適用」という 4 つの段階に分けて学習サイクルを定義するものです。

① 　具体的経験：与えられた仕事に果敢に挑戦し具体的に経験する。

② 　内省的観察：多様な視点で経験を振り返る。

③ 　概念的抽象化：「なぜそうなったか」「どうすれば良いか」などの考えを
　　一般的な言葉で整理して、他でも活用できるように概念化する。

④ 　能動的実践：概念化で得た教訓を実際に試す。

　コルブは、知識付与型の学習やトレーニングと区別して「経験から学ぶプロセス」を経験学習サイクルとしてモデル化しています。この理論では、経験からより良く、より深く学ぶには「具体的な経験」をじっくり振り返るプロセスが大切だと言っています。また振り返ったら、それを次の経験に活かせるように「抽象的概念化」することが重要だと言っています。そしてそこで得た新しい考えや方法に基づいて行動を起こせば、今までとは異なる具体的な経験を積むことになり経験学習はより良い形で次につながっていきます。

　つまりエルダーやプリセプターをはじめ、全ての教育者は被教育者が振り返ることができる場を設定し、彼ら彼女らが学んできたことを整理させ、次に活かす機会を意図的に設けることが大事です。教育予定の中に、例えば 1 か月ごとに面談方式による進捗状況の確認やレポート提出などにより、「振り返り」の時間を最初から組み込んだ教育計画にしておくことがポイントです。

## 5-4　セラピストのキャリア育成システム構築
## 　　　（新人、現職、管理職）

　これまで述べてきたことを元に、総合的にリハビリセラピストのキャリア育成システムを具体的に考察してみましょう。

### 5-4-1　新人教育

テクニカルスキルを学ぶ時期です。入職したらまずは「腕を磨きます」。
一般的な臨床の流れを時系列で述べると、

① 　インテーク

② スクリーニング

③ 検査・評価

④ 検査・評価結果の分析・考察

⑤ 訓練目標・訓練内容の立案

⑥ 訓練の実施

⑦ 再評価

⑧ 訓練目標・訓練内容の見直し、修正

⑨ 訓練の実施

⑩ 退院に向けての細かい指導、退院調整

となります。養成校で教えてもらう内容は主に②〜⑨です。医療機関で学生に対して臨床実習を行うと②〜⑨の教育配分がどうしても多くなってしまいがちです。しかし臨床的には①と⑩が重要であることは言うまでもありません。それら①と⑩は、入職してからの OJT にて細部にわたり教育を受けます。①と⑩のテクニカルスキルについて考えてみましょう。

　まず①ですが、その患者の「本音を聞き出すインテーク」です。インテークは MSW や入退院支援担当の職員が行うことが多いですが、そこだけで十分な聴取はとてもできませんし、入院中に患者の回復状態等により入院や退院に対する気持ちに変化が見られることも少なくありません。「最初はすぐに自宅に帰れるとは思えなかったけれど、リハビリの効果で自宅で生活できる自信がつきました」「自宅での工夫するポイントを教えてもらい、注意すればなんとか自分でもリハビリを継続できると思えました」など、入院当初にはあまりイメージがつかなかった生活が見えてくることで、患者自身が考えていた目標が変わってきます。よって、インテークは入院当初のみに行うものではなく常にその情報をバージョンアップすることが必要です。

　「テクニカルスキル」というと、どうしても手技や訓練方法などの「技術」に目が向きがちです。しかし、患者の本音を聴取し、それを持って訓練目標や訓練内容を適宜修正していくことも大事なスキルです。「インテーク」は「テ

クニカルスキル」の大事な一要素です。

　次に⑩です。退院調整は MSW の仕事だと思っていませんか？決してそんなことはありません。退院に向かうということは症状の改善とともに、「訓練効果があった」ということですので、その情報を常に MSW に提供し、患者を含めて相互に退院へ向けて認識を統一することが大事です。新人はどうしても経験豊かな MSW やケアマネージャーに圧倒されてしまい、そちらの言い分を聞いてしまう恐れがあります。そのため退院前カンファレンスにおいて、あまり良いアドバイスや意見ができずに悶々とすることも多いでしょう。繰り返しますが退院の決め手は「リハビリの効果」が大きな要因を占めます。

　しかし、リハビリがスムーズにいっても、患者本人や家族の中には必ず不安があります。その不安の中で多いのは何でしょう？

　平成 27 年度老人保健健康増進事業で行われた「介護老人保健施設等におけるリハビリテーションのあり方に関する調査研究事業　報告書」の統計資料などを参考にします。自宅への退院の際にハードルとなる要因の中で、大きなウェイトを占めるのは「排泄」です。そして在宅生活を継続するにあたっての阻害要因の大きな1つは「食事」です。

　仮に歩行に課題があってもリハビリを継続する方法はいくつもあります。外来リハビリ、通所リハビリ、訪問リハビリなど、それらの選択肢を組み合わせていくことが可能ですし、万が一まだリスクが高ければ歩行器や杖、場合によっては車椅子を併用することも可能です。しかし排泄や食事は自宅に帰ったその日から本人のみならず家族を悩ませます。

　このように、退院にあたっての患者個々の課題を優先してクリアすることが必要です。それぞれの専門性を発揮して退院に向けて認識を統一する。そのメンバーシップもテクニカルスキルの大事な1つと言えるでしょう。

　理学療法士は基本動作や歩行訓練、作業療法士は排泄動作訓練や食事動作訓練、言語聴覚士は言語訓練や摂食嚥下訓練などと専門的に機能分化をすることも大事ですが、その患者の生活に密接しそれら訓練内容を生活の中でアプロー

チすることも大事です。

　例えば、入院中のリハビリにおいて、朝の食事前に離床をサポートしつつトイレに誘導、整容を済ませて食堂へ歩行して移動、簡単な会話を交わしつつ食事を始めます。食事場面ではその人にあった道具を提供し自己摂取訓練を行うなど、訓練が一番効果的な時間帯にその動作を訓練していくことがとても重要です。退院後の生活を見据えた時に「職種という縦割りではなく、病棟が一体となった訓練を作り上げること」が、これからのリハビリセラピストには特に求められます。

　リハビリ提供の考え方や提供方法は、更なる高齢化のためにますます変わっていくでしょう。そのため「総合的にその患者ごとに1日の生活スタイルをもとにした訓練をコーディネート」できる「テクニカルスキル」を新人であるこの時期は目標にし、スキルアップを図っていきます。

　総合力や専門力を伸ばすためには、OJTのみならずOFF-JTも有効に活用します。院内勉強会だけではなく院外の学術大会での学会発表や、雑誌や教育機関への論文投稿をぜひ積極的にしましょう。

　特に、2020年の新型コロナウィルス感染症の影響で学会や研修会はオンラインに変わりました。今までのように現地に行かないと学べないという制約がなくなり、より学びやすくなりました。そして、ただ聴講するだけのセミナーに参加するだけでなく、自分が勉強したことをまとめて他の人たちに伝えることが教育効果として非常に有効です。

　新人においては、まず身近な興味のある学会において学会発表を行い、少しずつ参加者の多い全国大会等へ段階的にチャレンジしていくと良いでしょう。病院としてもそれをバックアップできるシステム（旅費の助成、論文作成指導、院内での事前発表、研究サポートなど）を構築するとさらに良いでしょう。

## 5-4-2　概ね3年目以降の現職者教育

　この時期からヒューマンスキルを鍛える時期です。少人数の部下を持ち、プ

ロジェクトの中核となることが増えます。それらの機会にリーダーシップの発揮がこれまで以上に求められます。ヒューマンスキルを鍛える入り口としては3年目以降に任される「プリセプター（新人の教育係）」となります。また、それ以外にも、コミュニケーション能力やプレゼンテーション能力、協調性、積極性など社会人や医療人としてのスキルアップが求められます。もちろん法人の職員として、法人の経営理念や方針に則った言動ができるようにならなくてはいけません。リハビリ部門ではテクニカルスキルとしての新人教育は整備されつつありますが、このヒューマンスキルはまだまだです。まずは、「どのような人材になって欲しいのか」という視点で必要なヒューマンスキルを考えていきましょう。

　ヒューマンスキルは、いかに他者に寄り添いその気持ちを汲み取りながら一緒に業務を進めていけるかが鍵です。リーダーになったことで、いきなり「上から目線」になってしまうことは絶対に避けましょう。

　後輩指導の方法はOJTが中心となります。実際に先輩が手技を見せ、知識を伝えてまずは模倣を促します。テクニカルスキルで鍛えた腕前を発揮する段階です。しかし、医療の世界は日進月歩であり、常に新しい情報へバージョンアップすることが求められます。

　養成校で学んできたばかりの新人の方が新しい知識を持っているということも少なくなく、先輩やリーダーであっても、その知識が常に最新かどうかは注意深くチェックすることが必要であり、新人とともに学習する姿勢を忘れてはなりません。


　ヒューマンスキルで中核となるスキルとしては「コミュニケーションスキル」です。新人や後輩とどうやってコミュニケーションを取るのが良いでしょうか。大きく2つに区分して考えます。
　①　機会的コミュニケーション
　　　あらゆる機会に新人や後輩に声をかけます。まとまった話でなく「今日、元気が良いね。気持ちがいいよ」「髪型変えたね。清潔感があって、

患者さんにも喜ばれるよ」「さっき患者さんと楽しそうに話していたね。ご家族も安心してリハビリを見学されていたよ」なとど、新人と廊下ですれ違う時やエレベーター内、ロッカールームなど「さっと」声をかけます。新人から先輩へはなかなか声を掛けにくいものです。先輩がそのハードルを下げましょう。

② 計画的コミュニケーション

　少なくても１か月に１度、時間を決めて膝を付き合わせてコミュニケーションを取ります。「今、悩みはない？」「仕事には慣れてきた？」「人事異動の希望はある？」「他職種とは連携取れている？」などと普段聞きにくいことも話します。しかし、全て硬い話ばかりでは新人も本音が言いにくいものです。先輩からも「僕も新人の時はこんな悩みがあって」「昔、先輩にこっぴどく叱られて」などと失敗談や悩みを共有すると、先輩と後輩との距離はグッと近づきます。軽食や飲み物などを交えながら話すとさらに効果的でしょう。

　またこの時期は他部門との連携が求められる時期です。医師や看護師、介護士や栄養士、入退院支援の MSW やケアマネージャーなど、たくさんの職種と調整が求められます。そして、会議や院内勉強会などの運営や意見・発表を期待されるようになります。その際は自分の専門性を十分発揮していきましょう。

　特にこの時期は小さな部署を代表して発言することも増えます。部外での発表であればその病院を代表して参加することになります。その際は「自分の意見ではなく病院（部署）の意見」という自覚を持って研修や会議等に望む必要があります。

## 5-4-3　管理職教育

コンセプチュアルスキルを鍛える時期です。しかし、残念ながらリハビリ業界では、民間の大企業のように管理者としてのスキルを鍛えるための機会はほ

とんどありません。おそらく多くのリハビリ部門管理者は、独学で勉強しながら手探り状態で実践の中でスキルを身につけていることだと思います。このスキルは、仕事を取り巻く環境を全体的に俯瞰し、構造的、概念的に捉えて、組織が取り組むべき課題の本質を見極めるスキルです。例えば、経営的視点を持って「今月の収支はどうだっただろうか？」「患者数が減っているのはなぜだろう？」「リハビリスタッフを効率的に運用するにはどうしたら良いのだろう？」「改定に伴って新しい取り組みを始めていこう」などと、経営者的な視点が求められます。

　時間の軸としては、短期で常に3か月先を見ながら、長期としては1年から2年先を見ながら全体を俯瞰します。行き当たりばったりの管理は一貫性を失ったり、判断時に右往左往してしまいます。まずは年間の事業目標や事業計画を確認しながら、今やるべきこと、これからやるべきことを整理し、先行的に取り組んでいきます。

　会議では、経営者の意思決定に影響を与えるような意見が求められます。「リハビリスタッフの全体効率のためにどのような運用をしていったら良いのか？」「収益改善のための取り組み案を提示するように」「国や自治体の方針を踏まえて今後の戦略を立案してくれ」などと経営者から指示が出たときに「えっ？」とならないよう、普段からそのような視点で分析していることが重要です。

　戦術会議や実績分析会議、運営会議等において「私たちの病棟は今月もリハビリ頑張りました」「先日、お花見に患者さんと行きました」などを会議で報告していては会議の本質からはずれてしまいます。もちろん取組みの1つとしての報告なら良いでしょうが、冷静にリハビリ実績や患者動向、連携医療機関との調整、状況、教育システムの稼働状況など、管理者として求められる内容を会議の目的に照らし合わせながら、しっかりと分析して会議に臨みましょう。しかし、最初はどのように分析したらよいかなかなか難しいと感じると思います。筆者は業務整理をする際、以下の4つにまずは大きく思考を整理しながら業務を行っています。

① 　人事労務管理

② 　情報・コンプライアンス管理

③ 　教育管理

④ 　物品・施設・経理管理

いわゆる「経営資源」と呼ばれる「ヒト・モノ・カネ」に関わる区分です。

この大区分から中区分・小区分と分けながら整理すると分析しやすいでしょう。ロジックツリーを組み立てて、1つひとつの思考を階層分けすると、分析の漏れも防止できます。自分が整理しやすい階層分けをまずは考えてみましょう。

特に、新型コロナウィルスのような感染症や自然災害時には、リハビリ部門内にどれだけ優秀な管理者が育成されているかどうかでその次の対応は大きく変わります。日頃からの管理者育成は通常時でも重要ですが、このような「有事」の際に備えてのリスク管理の面でも重要となります。

**After story**

# 「クリニカルラダーで教育を整理」

「ほな、行くで！浅利先生の特別レッスンや」

　なぜ、浅利が教育、人材育成に詳しいのかと言えば、浅利の父親が大手企業の人事部で働いているらしく、プリセプター就任にあって、父親からいろいろアドバイスをもらったらしい。もちろん、持ち前の明るい性格で先輩からいろんなことを教えてもらっていたようだ。

「まず、理学療法士に限らず、社会人として仕事をしていく上で求められるスキルが3つある。それは、新人時代のテクニカルスキル、管理者のヒューマンスキル、そして経営幹部のコンセプチュアルスキルや。そして、まず、新人にはテクニカルスキルから教えんねん」

「テクニカルスキルといえば、理学療法の専門知識だろ」

「そうや。専門知識やけど、重要なのは、目の前の仕事に関係あることや。手あたり次第勉強するのもええけど、職場での教育は、まず目の前のことから教えた方が良い。これが、学校との勉強の一番の違いや」

　確かに、吉本が本田に指導していた内容は、目の前の患者の話ではなく、徒手療法のテクニックの話や○○法と○○法の違いだ。

「新人は、実習が終わって半年は国家試験の勉強しているはずやから、私は、国家試験の内容と目の前の患者さんを結び付けてあげてんねん。そしたら、分かりやすいやろうと思って」

「なるほど、それはいいね。新人は、まだ国家試験の内容がかなり頭に残っているだろうから聞きやすいよね」

　吉本は、浅利がただの明るい関西人かと思ったが、結構、真面目に考えていることに感心した。

「そして、現場での教育は、On the job training っていうんやけど、OJTの基本があんねん」

「OJT の基本？」

「そう、まず、お手本として、やっているところを見せる、次に言って聞かせること。ここが難しい。一度で分かる人なんていないから、同じことを何度も何度も繰り返し言って聞かせるんや。そして、言って聞かせながら、させてみる」

「じゃあ、繰り返しが大事だってことだね」

「そう。スキル習得だから繰り返しが大事。学生の時も何度も ROM の練習したやろ。それと同じ」

「なるほどな。ちょっと分かってきたかも」

「そして、させてみながら、褒めること」

「あー苦手だな」

「褒めることには意味がある。それは、できている部分とできてない部分を明確にしてあげることなんや。そうすれば、何をしないといけないか分かりやすいやろ。これをしないと教わっている方は全部、できていないと勘違いしてしまうんや。まあ、今日はこの辺にしときましょ」


２日後、本田が出勤してきた。吉本は「辞めたい」ということは聞いていないことにして、浅利から教わった教育方法を実践してみることにした。

「本田さん、この患者さんの疾患名は分かるよね」

「はい。学校で勉強しました」

「じゃあ、評価項目は分かるかな」

　すると本田は、ほとんどの評価項目をスラスラと答えた。

「すごいね、本田さん。さすが、新人は国家試験の知識が豊富だね」

　吉本がそういうと本田の表情も緩んだ。


「実際は、この評価項目を全部するのですか」

　初めて本田から質問が出た。吉本は飛び上がりたいくらい嬉しかったが逆にクールに答える。

「そうだね。全部するのが良いのかも知れないけど、まずは、重要な評価項目を優先的に進めていくことだね。あとは、評価項目もそれぞれエビデンスが違うから、エビデンスの高い項目が優先となるね」

「そうなんですね。そのエビデンスってどんな文献を調べれば分かりますか」

「じゃあ、あとで俺の本を貸してあげるよ」

「ありがとうございます」

　数日前がウソのようにコミュニケーションが進んでいる。教え方ひとつでこんなにも順調にいくものだと改めて感じる。結局、その日はこのような調子で順調だった。夕方には、本田の緊張もほぐれたのか、本田の方から質問をしてくるようになった。そして、何事もなく2週間がすぎた。


「やっぱ、ええ先生のおかげやな」

「はいはい、ありがとうございます。これ、つまらないものですが」

　吉本は、売店で買ったお菓子を浅利に差し出す。

「これ、私の好きなやつやん。知ってた？いや、嬉しいわ」

「おかげで順調に教育は進んでいるんだけど、本当はどこまで理解できてるんだろうね。そこがちょっと不安な部分もあるんだよね」

「そうね。新人教育は教える内容が多いから特に思うねん。そんな時は、マニュアルやな。マニュアルに書かれてあることがどれくらいできるようになっているかで全体の進捗状況がお互いに分かるようになるしな。あと、日々、コミュニケーションを取っていると思うけど、それ以外にも現場以外で改めて面談してみるのも良いと思うで。患者さんが目の前じゃ聞けないこともあるやろうし」

　吉本は、浅利が使っているというマニュアルの進捗が分かるクリニカルラダーをもらった。そこには、毎月どのような内容を習得するべきか、またマニュアルの番号も丁寧に記されていた。これは、全体で共有すれば良いのにと思ったが、浅利もまだ自分が使い始めたばかりだからという理由

でオープンにはしていないようだ。吉本は、このクリニカルラダーを今後、浅利と共に良いものにしていきたいと思った。

「本田さん、この表を見ながら今までの進捗を振り返ってみようよ」
　早速、吉本はクリニカルラダーの表を使って、今までの進捗状況をチェックした。改めてチェックしてみると、教えてない内容も多いことに気づく。また、吉本はできていると思っていた項目も本田は、「自信がない」「理解できていない」とこちら側と随分、認識が違うことが分かった。
「すみません。私、理解するのが遅いタイプなんで」本田は申し訳なさそうに謝った。
「でも、ここまでできてるじゃないか。あとは、ここと、ここだね」
「はい。ご迷惑をおかけしますが、よろしくお願いします」
「迷惑じゃないよ。成長のスピードは人それぞれだからね。でも、何とか半年後にはここまでいきたいね」
「はい。絶対にできるようになりたいです！最初は、吉本さんに怒られてばっかりで。学校の先生の反対を押し切って市民医療センターに就職したのに、何もできなくて。やっぱり私は市民医療センターに就職してはいけなかったんだと思いました。でも、手塚主任は優しく帰っておいでと言ってくれましたし、吉本さんも怒らずに教えてくれるようになりました。ここは本当に良い先輩ばかりで、私も先輩たちのように立派な理学療法士になりたいです」
「そう言ってもらえると嬉しいね。じゃ、あと少し、頑張ろう」

「どうやら落ち着いたみたいだね。一時はどうなることかと思ったよ」
「ご迷惑をおかけしました。もう大丈夫だと思います」
　たまたま昼食で一緒になった手塚と吉本は、教育について話し合った。
「どうやら、浅利さんが教育について詳しいようだね」
「はい、彼女のお父さんが社員教育の仕事をしているようです。今回、プ

リセプターになるにあたって、お父さんから色々アドバイスをもらったみたいです。俺も浅利さんに教えてもらいました」

「それで、上手くいったんだな。でも、君と本田さんのように危機的状況でも何とかなるもんだな。一度、浅利さんの話を聞いてみたいな。でも、彼女、話が長いからな」

そう言うと2人で笑った。

「今回、俺は失敗しましたけど、教育はやはりプリセプターだけではなく、リハビリ部門全体で取り組むべきだと思います。特にマニュアルやクリニカルラダーを使った指導はほんとうにやりやすかったです。ぜひ、全体で取り組んでみてはいかがでしょうか」

「なるほど。君たちはもうそこまでやってくれているんだね。よし、じゃあ、リハビリ部門内に教育委員会を作ろう。君と浅利さんもメンバーだからね」

# 第6章

# リハビリ部門の
# コミュニケーション

## 「新任科長小坂のコミュニケーションの壁」

　　小坂桜子は23年目の言語聴覚士。小坂の勤める高原病院は、病床数190床で急性期から回復期、療養病棟で構成されているケアミックス病院だ。特に、回復期リハ病棟は、50床あり、リハビリセラピストも40名いる。他の病棟や外来も合わせると60名のリハビリセラピストが働いている。もともと30年ほど経験のある理学療法士がリハビリ科長として長年勤務していたが、定年退職となり、次のリハビリ科長に小坂が指名された。小坂は、言語聴覚士としての経験は長いが、リハビリ科のなかでも一番人数の少ない言語聴覚士だ。理学療法士、作業療法士も含め、うまくまとめられるかどうか自信はなかったが、院長直接のご指名ということでお受けした。

　　今までは、言語聴覚士の主任だったため、10人ほどのマネジメントを行えば良かったが、一気に60名の科長になったわけだ。前の科長は、カリスマ型のリーダーで皆をグイグイ引っ張っていくタイプだったが、自分には同じようなことはできない。どちらかと言えば受け身のタイプなので、スタッフの話をよく聞きながら部門運営をしていきたいと思っていた。

　　就任早々、問題が起こった。4年目の理学療法士である木崎誠が驚くほどの茶髪に変身した。病棟リーダーが再三注意したにもかかわらず、本人は「別に仕事をさぼっているわけじゃない」と改める気がないとのことで、困り果てたリーダーが小坂に直接注意をして欲しいと言ってきた。

　　小坂は早速、木崎を呼び出した。

「何で今日、呼ばれたかは分かるわよね」

「はい。髪のことですよね」

「そう。分かってるのね。その髪の色はダメでしょ」

「何で、ダメなんですか。俺は、別に仕事はちゃんとしてますし、結構、

単位数も取っているんで髪の色は関係ないと思いますけど」

　明らかに反抗的な態度を示した。

「関係あるわよ。やはり患者さんもきちんとした身なりの人にリハビリして欲しいと思うんじゃない」

「まあ、それは、人それぞれだと思いますけど。俺はそういうの気にしないタイプなんで。そんなことよりも俺より単位数取っていない人を注意した方が良いと思いますけど」

「それは、あなたには関係ないでしょ。他の人の事じゃなくて、あなたの髪の話をしているの。とにかく、その髪を直して来なさい。いいわね」

「じゃあ、次、髪を切りに行くとき直します」

「そうじゃなくて、すぐに直すの。分かった」

　木崎は、結局、分かったとも分からなかったとも言わず、納得いかない表情で小坂の元を去った。

　それから2週間が経過したが、木崎はまったく髪の色を直す気配がない。リーダーからも「ちゃんと言ってくれましたか」と聞かれたが、「ちゃんと注意しました」としか言えない。本当は、もう一度、呼び出して注意すればいいのだけど、この前の感じでは、何度注意しても結果は同じだろう。どうしていいのか分からないまま、時間だけが過ぎていく。


「ちょっとご相談があるんですけどよろしいでしょうか」

　そう言ってきたのは、8年目の作業療法士である依田正弘だ。回復期リハ病棟のリーダーをやっている。

「もっと、病棟でのADL支援を強化したいと思っているのですが、リハビリの内容と病棟でのADLが一致していない患者が多くいます。例えば、毎日、リハビリでは歩行訓練をしているのに、病棟ではずっと車いす移動のようなケースが多々みられるのです」

「そうなのね。それで、病棟のスタッフには話をしたの」

「はい、しました。病棟側からは、やはり転倒のリスクが高いことや歩か

せると時間がかかるから、そんな人手はかけられないと一蹴されました。僕では、どうも力不足のようなので科長にも一緒に話し合いに来てもらえると助かるのですが」
「分かったわ。じゃあ、また、その話し合いの日程を教えて」

　そして、病床との話し合いが行われた。リハビリ科からは、小坂科長、依田リーダー、そして病棟側からは看護師長、看護主任、介護主任が参加した。話は依田から始まった。
「前回もお願いした、病棟 ADL 支援の件ですが、看護や介護の方でも検討していただけたでしょうか」
　すると病棟側の3人はお互いに顔を合わせて「検討さえしていない」様子だった。口を開いたのは看護師長だ。
「依田さんの意見も分かるけど、私たち病棟スタッフもギリギリの人数でやっているのを知っているでしょ。これ以上、負担が増えることはできないの」
　依田が反論する。
「負担って、僕は患者さんのために言っているんです。ここは、リハビリ病棟なんですからもっと病棟スタッフもリハビリに対する意識を高めるべきだと思います」
「病棟スタッフだって一生懸命やってるの。依田さんの言い分も分かるけど、今はムリなのよ。また、人手が増えたら考えるわ」
　依田が、小坂を見て、発言を促す。この状況でどう病棟スタッフを納得させられるのだろうか。ここは一度、撤退し、また時期をみた方が良いのではないだろうか。ただ、ここで、病棟スタッフの意見を丸飲みすれば、依田が傷つくのは分かっている。
「師長さん、依田君も忙しいのは分かっているのです。ただ、もっと病棟での ADL 支援をしてもらえば、患者さんにとって良いことは確かだと思います。リハビリの効果ももっと上がるはずですので協力してもらえませ

んか」

「リハビリの効果を上げたいのでしたら、リハビリ科でやれば良いじゃないですか。何で私たちがリハビリ科の手伝いをしなきゃいけないのですか」

「いや、リハビリ科の手伝いということではなく、患者さんのために必要だと言っているのです」

「だから、その話はしましたよね。人手が足りないって。小坂科長も管理職なんだから分かるでしょ。何だったら、小坂科長の方から院長に、回復期リハ病棟のスタッフを増やしてほしいってお願いしてくれませんか。そうしたら、協力できると思いますけど」

「でも、私が看護師や介護職員を増やすのをお願いするのっておかしくないですか。それは、そちらの仕事でしょ」

「そうよね。だから、この依田さんの話もできないの。はい、じゃあ終わりましょう」

　結局、事態は何も変わらなかった。むしろ、看護師長からは「最終結論」を出されて、今後の交渉の余地さえなくなってしまった。

「ごめんね。依田君。力になれなくて」

「いや。僕の方こそすみませんでした」

　がっくりうなだれる依田の姿をみて、小坂は自分の力不足を強烈に感じた。

　木崎の件といい、そしてこの依田の件といい、自分は何も変えられない未熟な科長だ。こんなことなら他の人が科長になった方が良かったのではないか。自分は、はやり主任までの器だったんだ。安易に科長なんて引き受けた自分が悪かった。これ以上、リハビリ科全体に迷惑をかけるなら自分から科長を辞退しよう。いや、もうこの病院も辞めた方が良いのかもしれない。私のような受け身の科長じゃダメなんだ。言語聴覚士なのに、上

手にコミュニケーションが取れないなんて皮肉なものだ。

　そして、自分のデスクに戻るといつもの通り、「リハビリ科長様」宛てのダイレクトメールが置かれていた。研修や教材の案内がほとんどなので、いつもは、一応は目を通して、すぐにゴミ箱にすてるのだが、なぜか1通だけ気になった。

「リハビリ管理者のためのコミュニケーション講座〜スタッフが動きだす5つのメソッド〜」

　こういう研修は、当たり外れが大きいのでなかなか参加する勇気はない。でも、なんとWebセミナーなので、いつでもどこでもセミナーが見れるようだ。早速、小坂は、半信半疑ではあったが、Webセミナーの申込みをしてみた。

# 6-1 コミュニケーションの基礎
## （言語・非言語コミュニケーション）

　リハビリ部門を管理するためには、今まで述べてきたような様々な知識やスキルが必要です。そして、それらを具体的な実践としてアウトプットするためには、リハビリ部門管理者のコミュニケーションスキルが必要になります。いくら良い考えやアイデアがあったとしてもそれが他人に伝わらなければ意味がなくなってしまいます。またリハビリ部門管理者は、トラブルへの対応や緊急時の情報収集や部下への指示など非常に難易度の高い場面に遭遇します。これらをコミュニケーションを使って乗りこえていくためのスキルがリハビリ部門管理者には求められます。

## 6-1-1　リハビリ部門管理者におけるコミュニケーションの重要性

### ❶　コミュニケーションの定義

　コミュニケーションとは、広辞苑[1]には、「社会生活を営む人間の間に行われる知覚・感情・思考の伝達」と記されています。

　そのコミュニケーションは、

① 送り手が受け手に対して何らかのメッセージを伝達
② 受け手がそれを理解することで成立
③ もし、受け手が理解できない場合は、理解できないことを送り手に伝達（立場）
④ 場合によってはこれらが連続する形で最終的に受け手が理解することになる

という要素に分解することができます。

### ❷　リハビリ部門のマネジメントにおける「コミュニケーション」の位置づけ

　リハビリ部門内外問わずコミュニケーションについてはよくこのように言わ

れます。

　「マネジメントでコミュニケーションは一番大事だ」

　「コミュニケーションは一番大事だが一番大変でもある」

　「だからコミュニケーションは一筋縄にはいかず難しい」

　これら、まったくその通りだと思います。もちろん、リハビリ部門のマネジメントにおいてもこの要素を欠かすことができません。もしあなた自身が「コミュニケーション能力が低い」と自覚しているなら、リハビリ部門内で管理職を獲得していくためにそれを身に付け、磨かなければなりません。

　反対にコミュニケーション能力が高いと自覚している人はどうでしょうか。リハビリ部門だけでなく組織で活躍していくには優位だと言えます。ただし、マネジメントという仕事は個人間だけでなく、部門間、他部門間といった集団同士のつながりをも調整していかなくてはなりません。だから、リハビリ部門内の個人レベルのコミュニケーション能力が高いというだけでは、マネジメントは通用しないということになります。

　では、どのように通用する術を身に付けていくのか。筆者は以下に述べるような「理論」を身に付け、それを前提に思考していくことが重要になると考えます。

### ❸　マネジメントとコミュニケーションに関連する３つの要素

#### (1)：マネジメントにおけるコミュニケーションの役割とは？

　コミュニケーションは一般的に、「意思疎通」や「対話」という情報伝達とされていますが、動詞形である「コミュニケート」には感染するという意味があります。つまり、元々コミュニケーションとは「何かを相手に渡す、配る」という、深い関係性を表す意味も持ちます。これらを踏まえると、マネジメントにおけるコミュニケーションの役割とは「何かを相手（部下など）に配る」という意味で考えたほうが腑に落ちます。筆者は、仕事の場面で部下に「エネ

ルギーを配る」ことがマネジャーの役割だと考えています。なぜならエネル
ギーを配り、「人に行動を促す」こともコミュニケーションの意味に含まれて
いると考えているからです。言い換えれば、職場における管理者のコミュニ
ケーションとは「人を動かすこと」まで求められるのです。

## ⑵：コミュニケーションを上手にすればマネジメントはうまくいくのか？

⑴の流れを汲めば、「YES」と答えたいところですが、コミュニケーション
はそんなに単純なものではありません。逆に対話をすればするほど、複雑化
し、溝が深まるということもあります。何度も指示したことが実行されないと
いうことは日常茶飯事です。つまり「コミュニケーション」という"武器"は
扱い方によっては大惨事のもとになることもあるわけです。このあたりのリス
クマネジメントも重要になります。

リハビリ部門管理者に求められる職場におけるコミュニケーションは、様々
な利害関係の上に成り立つ複雑なものです。まず、組織内の他部門との調整
や、組織外との交渉に加えて、組織全体の目標まで理解する必要があります。
その上で自分の部署に課された課題の位置づけ、その目標を理解した上で部下
にわかりやすく、しかも、部下の行動につながるように伝える能力が求められ
ます。リハビリ部門管理者の仕事は、「目標達成のために部下に動いてもらう」
ことです。コミュニケーションはそのための手段であるととらえるべきです。

マネジメントとコミュニケーションの関係について、P.F.ドラッガーは著
書[2]の中で、「コミュニケーションを成立させるのは受け手である。コミュニ
ケーションの内容を発する者ではない。聞く者がいなければコミュニケーショ
ンは成立しない。」と言っています。そして、コミュニケーションとは「思
想、意見、情報を伝達し合い、心を通じ合わせるプロセスのこと」を指すとも
言っています。

## ⑶：リハビリ部門管理者やリーダーにコミュニケーションは必要なのか？

旧来とは異なり、昨今、リハビリ部門も100名を超える大所帯となってきて

いるところもあり、多様な価値観を持つ人々が集まる組織となってきました。そうした組織は、コミュニケーションの手法を間違えると、組織運営にひずみをきたし、組織自体が崩壊してしまう危険性を生じさせます。特に最近では、個々人のワークライフバランスが尊重され、また人間関係での悩みやパワーハラスメント、またそれらに起因するメンタルヘルス疾患などの問題が増加しており、マネジャーのコミュニケーション力も、より高度なものが求められるようになってきています。

　裏を返せばマネジャーになる上で「最低限」必要なスキルがコミュニケーション力であるとも言えます。


　以下、「理論」を含め具体的な事例などについて触れていきます。

## 6-1-2　言語・非言語コミュニケーションの使い分け

　コミュニケーションには「言語コミュニケーション」と「非言語コミュニケーション」があります。文字通り、言語を用いたやりとりを「言語コミュニケーション」といい、成立する要件として、共通の言語や専門知識、文化的側面が似ていることなどがあげられます。一方、表情や視線、姿勢、身体の動きなど言語情報以外を用いて行われるものを「非言語コミュニケーション」といいます。

　コミュニケーションについて、有名な法則として米国の心理学者アルバート・メラビアンは、メッセージから受ける印象について、言語内容（7%）、音声・音質（38 %）、表情・しぐさ（55%）の割合であるとの実験結果を論文[3]として発表しました。これらから、93% を占める非言語コミュニケーションについて学び、日々の生活の中に取り入れていく意義は極めて大きいと考えます。

---

### メラビアンの法則

　アメリカの心理学者メラビアン教授が提唱した人の印象に関する概念。

人は相手から受ける印象を下記の割合で判断しているというもの。

言語情報　7%：話の内容、言葉そのもの

聴覚情報　38%：声のトーン、速さ、大きさ、口調

視覚情報　55%：見た目、表情、しぐさ、視線

❶ 93% の非言語コミュニケーションを深掘りする

　コミュニケーションの大部分を占める非言語コミュニケーションについて高木幸子[4]らは、非言語コミュニケーションには、「表情」・「視線」・「姿勢」・「対人距離」という種類があると説明しています。

　その中で「対人距離」について、ホール[5]は緊密距離（45cm 以内）を恋人間家族観、固体距離（45cm-120cm）を自分の縄張り、社会距離（120cm-360cm）を商談や仕事場、公衆距離（360cm 以上）を講演等一方的な距離帯として定義しました。これら対人距離に関して、マネジャーは相手によって、またはその時の相手との関係性によって様々な距離を無意識のうちに選んでいると思います。

　さらに、ヴァーガス[6]は、非言語的メディア（媒体）として、①人体（身体的特徴など）、②動作、③目（アイコンタクトと目つき）、④周辺言語（話し方、声のトーンなど）、⑤沈黙、⑥身体接触、⑦対人的空間（コミュニケーションのために人間が利用する空間）、⑧時間（文化形態と生理学の 2 つの次元）、⑨色彩の 9 つを挙げています。効果的なコミュニケーションをとるためには、こうした多様な非言語的メディアと言語をバランスよく組み合わせることが大切になります。

　こうした「非言語コミュニケーション」は、実際の場面では「言葉を知っている」だけでは到底用いることはできません。特に、この非言語コミュニケーションは過去の習慣や癖といった無意識下で表出されることが特徴であるため、マネジャーの武器として身に付けていくためには客観的に自分がどういった非言語コミュニケーションをしているのかを把握することが重要となり、意

識して変えていく必要があります。

## ❷　コミュニケーションの相違が起こる原因とは？

　リハビリ部門管理者が必死になって部下にコミュニケーションをしていて
も、しばしば「相違」が生じることがあります。つまり、コミュニケーション
をしている"つもり"になっている状態です。そもそも相違とは何が原因で生
じるのかを少し考えてみます。

　これに関して、大坊[7]は「自分の心の中にあるメッセージを特定言語や非言
語に記号化し、特定のコミュニケーションチャネルに乗せて相手に向け、相手
はチャネルに現れたものを解読するのがコミュニケーション」としています。
つまり、先ほどのようにリハビリ部門管理者が一生懸命メッセージを送っても
部下との間でメッセージの過剰読取、読取不足といった**「チャネルの相違」**が
起こると、メッセージそのものの過剰解読や未解読が起こってしまい正常なコ
ミュニケーションにならない可能性があります。

　このようなことは、例えば、組織体制を大きく変える時や日々の業務のやり
方を変える時などにチャネルの相違が起こりやすくなってきます。それはコ
ミュニケーションを取る前提として「変えたい管理者」と「変えたくない部
下」というものがあるからです。このままの状態でいくらリハビリ部門管理者
が説得しても部下の反発を招くだけです。このような場合、リハビリ部門管理
者は部下に対し、丁寧に必要性を何度も説得する必要があります。

　また、リハビリ部門管理者は、部門内だけでなく他職種との関係性において
仕事を成り立たせていますが、意に沿う形で自らの思いが相手に伝わらず不満
を抱き、立腹したり、失望したりしますが、先ほどのリハビリ部門管理者と部
下の前提の違いと同じく「言語コミュニケーション」のベースとなる基盤作り
を常日ごろ怠っていませんでしょうか。また情報伝達に占める「非言語コミュ
ニケーション」の役割の大きさは上述の通りですが、無頓着に振る舞い、無意
識のうちに自分の意とは異なる信号を送っていないでしょうか。改めて自らの
「コミュニケーション」を振り返る必要がありそうです。

## 6-2　効果的なコミュニケーション①　アサーション・DESC法

### 6-2 で学ぶテクニック概要

・リハビリ部門管理者が伝えるべき事を率直に伝える力を学ぶ
・本音を伝えられないマイナスの固定概念に気づき、そこから修正・解放する方法を学ぶ
・本音を伝えて相手から批判されない方法を学ぶ

### 6-2-1　アサーションについて

　リハビリ部門管理者の立場で、スタッフや他職種の人たちの話を受容し、共感に努めてもなかなか解決しない場面をしばしば経験します。色々な人たちの立場を考えすぎて何も言えない場合や逆に、自分の部署や部下を守ろうとするあまりに攻撃的になってしまう場合など、リハビリ部門管理者の立場は絶えず「板挟み」状態です。

　そんな時「アサーション」という考え方が役に立ちます。アサーションとは、「相手を尊重し傷つけずに自分の意見をしっかり伝えるためのコミュニケーションスキル」のことです。アサーションを駆使することで「アサーティブな状態」（アサーティブ：アサーションが実現されていることを指す概念）でいることがマネジャーには求められます。

　このアサーティブな状態については、自己表現を、①攻撃的自己表現、②非主張的自己表現、③アサーティブな自己表現に分けて整理することで「アサーティブ」とはどんなものかが明確になります（**図表 6-1** 参照）。

　アサーティブな表現とは、自分も他者も大事にした自己表現で、自らの気持ちや考え、意見などを正直に、そして「その場にふさわしい最善の方法」で表

図表6-1

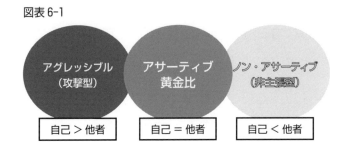

現されることが求められます。しかし、この「その場にふさわしい最善の方法」というのがなかなか難しいものです。

　例えば、あからさまに自分と違う意見の他部署の管理職に対して「相手に攻撃的になり」自分の意見のみを主張するリハビリ部門管理者はいないでしょうか。また、部下の意見に対して頭ごなしに否定するリハビリ部門管理者も「攻撃型」という点では共通しています。逆に、他部署の課長に対して「聞く側にのみまわり」自分の意見を主張できないリハビリ部門管理者もいます。

　他者と異なる意見を言う場合はもちろん、相手に気を遣いすぎてなかなか意見が言えない場合においても対話・ディスカッションを重視する姿勢を持ち、双方に納得いく「最善解」を出す（アサーティブな状態になる）ようにつとめる必要があります。

## ❶　DESC（デスク）法

　次に、アサーティブに自分の要望を伝える方法として DESC（デスク）法を紹介します。DESC は「D：Describe、描写する」「E：Express・Explain・Empathize、表現する・説明する・共感する」「S：Suggest・Specify、特定の提案をする」「C：Choose、選択する」の頭文字をとったものです。

　以下、1つひとつのステップを整理します。

　①　描写する（D：Describe）

　　　リハビリ部門管理者が対応する状況や相手の行動をデータなども含め客観的に描写します。具体的で特定の事柄、言動に関してであって、相手の

図表 6-2

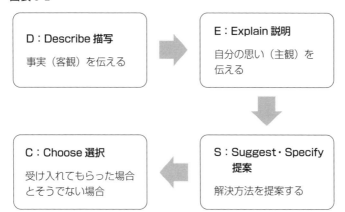

動機、意図、態度などは加味しません。

② 表現する・説明する・共感する（E：Express・Explain・Empathize）

　　リハビリ部門管理者の主観的な気持ちを表現、説明、相手の気持ちに共感するように努めます。感情的、攻撃的にならならず、改善できることを伝えます。

③ 特定の提案をする（S：Suggest・Specify）

　　リハビリ部門管理者として相手に望む行動、妥協案、解決案などを提案します。命令ではなく強制のない提案をし、相手を絶対に責めないようにします。

④ 選択する（C：Choose）

　　提案に対して、相手が出す結果が肯定的、否定的な場合を想定し、それに対してリハビリ部門管理者としてどういう行動をするかの選択肢を示し、場合によっては代案を提案します。双方のメリットをしっかり伝えます。

❷ 多くのリハビリセラピストがアサーティブになれない理由

これまで述べてきように、アサーションを駆使しながら「アサーティブな状

態」になることが善であることは理解していただけたかと思います。しかし、頭で理解していても実際の現場でリハビリ部門管理者を含め多くの人はすぐにそうした状態になれないといいます。

平木[8]はアサーティブになれない原因として、

① 自分の気持ちが把握できていない

② 結果や周囲を気にしすぎてしまう

③ 基本的人権（アサーション権）を使っていない

④ 考え方がアサーティブでない

⑤ アサーションのスキルを習得していない

⑥ 身体が語るものが言葉と違う

を挙げています。

> ＊アサーション権とは：
> 　私たちは誰からも尊重され、大切にしてもらえる権利のこと。人の尊厳は誰も侵すことも、誰からも侵されるものではないことを意味している。

リハビリ部門管理者でなくとも、人は年齢を重ねれば習慣や癖はなかなか変えることは難しくなります。しかしながら、リハビリ部門管理者としての当事者意識を持ち、自らアサーティブな状態になり部下や他部署と向き合い、接するようにするだけで、多くの変化、多くの成果が生まれる可能性があります。現状をしっかり意識しながら、少しずつ日常の現場で訓練していくことが大切になります。

## 6-2-2　リハビリ部門管理者として効果的なアサーションの活用

リハビリ部門管理者は部下からの要望にできるだけ応える姿勢を見せることも大切です。しかし、要望の実現がどうしても難しい場合もあります。そうした場合の部下への伝え方は注意が必要です。たとえ実現できない要望であっても、否定的な表現で答えてしまうと不信感や不快感を与えてしまい、一気に溝ができるきっかけにもなります。

こうした場面で役立つ手法が、このアサーションを駆使した話し方です。部下の提案に対して否定的な態度や表現は避け、攻撃的にならないようにしなが

ら、自分の意見をきっちり、はっきりと伝えきります。

このように部下からの相談に対応する場合も同様に、DESC法などを用いることで、部下は納得して結果を受け入れやすくなります。

例えば、以下のような事例にも対応できます。

---

例：部下Aが「仕事に悩んでいる、もうやっていく自信がない」と言う
　　場合

「これまでがんばってきた臨床場面や研究の成果がようやく出始めている
（D：描写（客観報告））」

「（管理者である）私もAに対して最初と比べてものすごく成長している
と感じている（E：説明（主観））」

「ただ、少し頑張りすぎているから少しペースを落としてみてはどうか
な？（S：提案（譲歩案の提示））」

---

このように段階を踏むことによって、部下もリハビリ部門管理者からの提案
を受け入れやすくなるでしょう。結論を急ぐのではなく、丁寧に「なぜそのよ
うに感じたか」を聞き出し、本音を打ち明けてもらえるような対話の時間が大
切になります。部下の気持ちに寄り添う対応をするにはどうすればよいか、こ
うした方法を用いながら常に考えて行動できることが望まれます。

**❶　アサーションは部門内のあらゆる場面で応用ができる**

「リハビリ部門内の風通しをよくしたい」

　　　リハビリ部門管理者は一見すると二律背反に見える「成果」と「雰囲
　　気のよさ」を同時に求められます。リハビリ部門管理者が成果を求めす
　　ぎるあまり、ミスコミュニケーションが生じ、結果として雰囲気が悪く
　　なり、成果がでていないリハビリ部門は数多くあります。この場合、ア
　　サーションを駆使して、コミュニケーションを通して部門内の風通しを
　　よくしていき、成果を上げることは十分に可能です。

「部下のメンタルヘルス対策に」

　　部下のメンタルヘルス対策をするのもリハビリ部門管理者の重要な役割です。上司に対して気を遣い、塞ぎこんでしまい「言いたいことがなかなか言えない」という関係性は危険です。こうした場合にアサーションを駆使し、しっかりと対話をしながら「何を部下が感じているのか」「どのような提案が最善か」を考え、定期的に抱えているストレスをデトックスできる環境づくりへも応用ができます。

　その他様々なことに応用ができるため、自分自身や部下、他部署のスタッフまで含めて「アサーティブな状態」であるかどうかを把握するようにつとめ、そうでない場合には DESC 法などを用いながら、その状態に導く取組みをしていくことも、より良い風土づくりの上では必要になるかもしれません。

# 6-3　効果的なコミュニケーション②　コーチング・NLP

---

### 6-3で学ぶテクニック概要

・管理者が部下の良さを引き出し導く上で必要な考え方・テクニックを学ぶ
・個人差がなく誰もが行えるように理論的背景を踏まえて学ぶ
・類似している用語（コーチングと NLP）の整理に関しても明確に区別できるよう学ぶ

---

## 6-3-1　コーチング

　はじめに、コーチングの言葉の由来を整理します。「Coach＋ing」と書きますが、この「Coach」とは「馬車」を意味します。馬車は希望の場所まで荷物や人を運搬するものですから、コーチングとは「クライアントが希望する目標

までサポートすること」と言えます。

　コーチングの類似用語として、「カウンセリング」「ティーチング」が挙げられることがありますが、これらとは明確に意味が異なります。コーチングはクライアントの個性を尊重しながら意欲と能力を引き出して、抱えている問題の解決や目標達成につなげるというコミュニケーションスキルです。

---

### 類似用語の整理

カウンセリング：過去を振り返り、過去の傷を癒すことで心の安住をもたらす

ティーチング　：習得が必要なスキルを取得させるために教える

コーチング　　：未来をイメージさせ、そこへ行くまでの支援をする

---

　リハビリ部門では、職員個々の能力向上を図るために様々な指導、教育を行う必要性と機会が他職種に比べて多いといえます。さらに専門職という高度な専門的なスキルとともに、他職種とのチームによる業務遂行が求められる専門職集団であるがために、共通の価値観従い、チームとしての目標を達成することが求められていることから、人を育てる立場の人々にとって、**コーチングの有用性**が大きいと考えられます。

### ❶　部下との関係におけるコーチングの３つの基本原則

　コーチングスキルは、大きく分けると「信頼関係を作る力」と「個人の行動を促す力」と言えます。お気づきの通り、実はこうしたスキルはリハビリセラピストであれば、患者と対峙する際に既に用いているスキルであり、決して特別なものではありません。その前提で、以下に部下と対峙する上での３つの基本原則を示します。

### ①　答えは部下自身が持っている

　　部下からの相談に対して、リハビリ部門管理者がこれまでの経験や学んだことを裏付けにすぐに解を見出し、答えを言ってしまうことがありま

す。しかし、それでは部下は成長しません。答えは部下自身が持っているという前提でリハビリ部門管理者は答えを導き出せるような働きかけをするべきです。

② **リハビリ部門管理者は部下の味方である**

先に「信頼関係を作る力」が重要と書きましたが、部下はリハビリ部門管理者が「自分の味方」であると感じることで信頼関係がより醸成されます。時には厳しく接する必要がある際にも、こうした信頼関係の土台があってこそだと言えます。

こうした関係性がコーチングの中においても本音を導きやすく、問題解決に向けてしっかり向き合うことができるようになります。

③ **部下の自発的行動を促す**

コーチングスキルの構成要素として「個人の行動を促す力」がありますが、部下の自発的行動を促す場合には、リハビリ部門管理者自身の行動を客観的にとらえる力も求められていきます。理由としては、無意識下で部下とのパワーのアンバランス（経験や立場などで）が生じており、教示（ティーチング）的サポートになっている場合がしばしば見受けられます。教示ではなく、部下の中にある答えを導き出すようサポートし、部下自身が自分で決め、結果的に自発的に最高のパフォーマンスを求めて行動し続ける。このような形で促すことが重要です。

❷ **具体的なコーチング３つのテクニック**

① **傾聴**

コーチングでは、相手に関心を持ち、心を傾けて聴くことが重要です。この傾聴はコーチングスキルの土台と言われるほど、重要なスキルであり、「質問」とともにコーチングの肝になります。以下に傾聴を行う上で必要となる基本スキルについて説明します。コーチングにおける傾聴の基本スキルは以下の通りです。

(1) **態度と姿勢**

傾聴を行う際には、まず大前提として話し手に対し「私はあなたの話に好奇心があり、集中して聴きたいと思っている」というメッセージを、態度と姿勢をもって伝えなければなりません。

(2) 位置関係・距離感

話を聴く際の席の位置により、話し手に与える心理的印象が異なります。座り方には、「対面法（まっすぐ対面して向き合って座る）」「90度法（相手に対し90度横の角度で座る）」「平衡法（相手の横に座り、同じ方向を見るようにしながら傾聴する）」の大きく3つの方法がありますが、特に初回面接等では「90度法」が緊張等の影響も少なく推奨されています。距離感に関しては、「6-1-2」を参照ください。

(3) ペーシング

傾聴時にも用いられ、良好な人間関係を築く上でも必要な、コミュニケーションテクニック。相手の話し方、例えば話すスピード、言葉、抑揚、声の大きさなどを相手のペースに合わせることを言います。自分のペースに合わせて話を聞いてくれることで、親近感や一体感を感じられるといいます。

(4) ミラーリング

ペーシング同様、傾聴時に用いられることも多いコミュニケーションテクニック。言葉ではなく動作を相手に合わせていくことを言います。相手と動きが似ていたり、合ったりすることで、何となく親近感を抱くと言われています。

(5) オウム返し（バックトラッキング）

相手の言ったことを反復するテクニック。あからさまに全てコピーすると逆に不信感や違和感を抱かれたりするため、要約や一部抜粋をして返すことが好ましいと言えます。

② 質問

コーチングにおいて傾聴とともに肝となるのがこの「質問」です。質問

をする目的の1つは、自分のために相手から情報収集することであり、もう1つは、相手に考えさせ、気づかせる、相手のためです。コーチングでは、この「相手のため」の質問を意図的に行うことで、相手との関係を築くとともに、相手の気づきを促します。

コーチングでは相手の意見に対して原則「なぜ？（Why）」を使いません。

【事例】

部下A「看護師の▲▲さんと連携がなかなかうまくいかないんです。」

マネジャー（コーチ）「なぜ▲▲さんとうまくいかないの？」

部下A「元々の性格が合わないのでしょうか？」

このように、「なぜ？」では問題の肝となる部分を外部に提示し部下自身が変わるきっかけを逃してしまいます。では、以下のような質問にするとどうでしょうか。

部下A「看護師の▲▲さんと連携がなかなかうまくいかないんです。」

マネジャー（コーチ）「▲▲さんと円滑に連携をするためにあなたは何をする必要がありますか？」

部下A「▲▲さんと各々の立場を理解し、互いの目標を明確にしていく必要があるのかもしれません」

マネジャー（コーチ）「立場を理解し、目標を明確にするために部下Aは何をしていきますか？」

部下A「▲▲さんの意見を色々な角度からしっかりと聞いて目標を見つけていきます」

この例のように、「何？（What）」で質問することで課題となっている事を具体的にして、部下自身がするべき行動に対して思考を選択（限定・明確）できるように導いていくことが重要です。

③ 承認

コーチングで行われる「承認」とは、相手の存在を認めることを指します。相手の言うことをそのまま受け止めることです。ありのままの事実や

存在あるいは変化を、ただそのまま受け入れ、認めます。有名な「マズローの自己実現理論」の欲求5段階説の中にも「承認欲求」があるように、人は無条件に認められたい存在であるという前提に立ったコーチングテクニックでもあります。この承認に関しては大きく分けて「存在承認」「結果承認」「事実承認」の3つに分けられます。

(1) 存在承認

　　読んで字のごとく「存在そのものを認める」ことです。具体的な事例を挙げます。

【事例】職場でのあいさつ風景

部下：「おはようございます！」（元気よく上司に朝の挨拶をしています）

〈パターンA〉

マネジャー：「・・・・・」（それに対して上司からは挨拶がありません）：存在承認を得られていないと感じる

〈パターンB〉

マネジャー：「おはよう！今日は朝寒かったけど調子はどう？風邪に気を付けてね。今日もよろしく！」

　　部下の問いかけに対する反応としてパターンA、Bを示しましたがいかがでしょうか。もちろん、存在承認を得られるのはパターンBですが、残念ながらパターンAのようなリハビリ部門内も存在します。リハビリ部門管理者はこうした組織の風土づくりから改善し、部下の存在承認を得やすい配慮を日頃から心がけることが必要です。

(2) 結果承認

　　これも読んで字のごとく「結果をもたらした部下に対して」賞賛・承認をすることです。

【事例】大きな研究成果を上げた部下に対して

　「この研究成果はすごいね、さすがだね！」（結果承認）

　このように賞賛、承認をすることは日常的に行われている風景のように思われます。

　一方、研究成果は出ていないけれど、努力し続けている部下に対して経過を認める「経過承認」をすることもリハビリ部門管理者としては大事です。

「今回は結果がでなかったけど、本当によく頑張っているよね。大丈夫、この調子で努力すれば必ず成果が出るよ」（経過承認）

　このように「もちろん成果を出すことは素晴らしいが、成果がでるために努力することもまた素晴らしい」というスタンスで「承認」を使い分け、部下に適切な声掛けをすることもリハビリ部門管理者の重要な役割です。

(3)　事実承認

　事実承認とは、「相手の言動・行動」をそのまま言葉にして認めることを指します。

【事例】相手の言動・行動を言葉にして認める

「○○さんはカルテ入力が速いし、的確だよね！」

「この資料は○○さんが作ったの？すごく見やすくていいね！」

「さっきのカンファレンスでの情報共有は本当にわかりやすかったね！」

「家族さんや患者への会話は抜群だよね！」

　存在承認とも似ていますが、言動や行動に対して承認をするという点では、より具体的な承認をすることが求められます。一方、結果承認とは異なり、普段の何気ないことに「気づいて」承認をするという点では、指摘された部下自身が「よく見ていてくれるし、そんなことでも認めてくれるんだ」という気持ちになり、モチベーション向上にもつながると言えます。

是非、「承認」というテクニックをバランスよく活用してください。

**❸ コーチングを邪魔するもの：ブロッキング**

　皆さんも一度は、「話をすべて聞かないうちに部下に対して、反論したり、否定したりと口を挟む」という経験がありませんか？

　その瞬間、部下の沈黙を招き、他部門との話し合いでは反感を買う誘因にもなります。このように相手の話したいことに対してきちんと聞く姿勢を見せないことを「ブロッキング」といいます。

　6-2-1 のアサーションでも述べましたが、人の話を聞くとき、意見が異なる相手に対して、反発する気持ちが芽生えることはあります。その感情に対して、攻撃的にならずアサーティブな状態で相手の話を聞く姿勢を保つことはブロッキングを防ぐ上でも重要です。

　同様に、以前に聞いた話と似ていると感じた際に、話の途中であるにもかかわらず、相手の話を中断させた挙句に、自分の話にすり替えることも、推測したり深読みして話を聞いたりすることもブロッキングに含まれます。

　ブロッキングが生じると、当然信頼関係にも影響します。大きな問題は、ブロッキングは無意識下で条件反射のように起こり得るものということです。「よくないこと」と頭で理解していてもついついやってしまうものです。そういう傾向のあるリハビリ部門管理者は、他己評価を依頼する、音声レコーダーで自らの言動を振り返ることも大事なトレーニングとなります。

　知らず知らずブロッキングをしている可能性もあることから、自らがどんな場面で、どんなタイミングでブロッキングしてしまうのか、という傾向を自分自身で理解しておくことからはじめるとよいかもしれません。

## 6-3-2　NLP

　NLP は Neuro Linguistic Programing（神経言語プログラミング）の頭文字をとった略称で、アメリカのリチャード・バンドラーとジョン・グリンダーが「心理学」と「言語学」をもとに体系化した人間のコミュニケーションに関する新しい学問です。

　バンドラーとグリンダーは当時アメリカで非常に優秀だった３人の天才的セ

ラピスト（心理療法家）、ゲシュタルト療法のフリッツ・パールズ、家族療法のバージニア・サティア、そして催眠療法のミルトン・エリクソンの治療を研究し、それをモデル化して作り上げたのがこのNLPとなります。

　6-3-1で述べたコーチングのポイントが「答えは本人が持っている」ということにあり、自発的な行動を促すことによって目的達成への案内をすることと述べました。一方、NLPとは五感を通じて認知された情報がイメージ化されるプロセスを含み、自己や他者との関係において「望む結果を手に入れる方法」を明らかにするコミュニケーション手法と位置づけられています。

## ❶　コーチングだけでは足りないのか

　大きな理由として、コーチングで扱う「言語」が6-1-2で示したメラビアンの法則でも示されているように、決定的な影響を持つ要素として占める割合が7%にしかすぎないという点です。つまり、言語を通じたコミュニケーションがある会話の中でも、言葉が占める割合は非常に低く、逆にその他の非言語による部分が多くを占めているということです。これは直接的な言葉以外で伝わる情報がどれだけ多いかということを意味しています。

　つまり、**言葉だけに頼りすぎてしまうコーチングの弱点（主観的側面）**を、NLPでは**五感を通じて物事を理解する（客観的側面）**という前提で補っているわけです。そして、五感で理解できるという「確実性（根拠）」があることから、コーチングで生じる曖昧さを排除することができると考えられています。

　ただし、マネジャーが部下に対して「コーチングやNLP」を活用する目的は同じです。

> ・部下の能力を引き出す
>
> ・部下に気づきを促す
>
> ・部下の自立性や自発性を促す

・部下の選択肢を増やす

　繰り返しになりますが、大切な部下が自分自身の力で問題を解決し、目標を達成するその過程で成長を実感できるようサポートするのがコーチングであり、NLP です。どちらをどう使うかは目的に応じて臨機応変に使い分ければいいわけです。

❷　VAK を理解して部下や他部署との関係性を構築する

　NLP の五感を用いた観察力は非常に有用です。その中の１つ「VAK」という思考プロセスについて説明します。

　まず、人間は五感を使って様々な事象を受け取り、理解しますが、それぞれ受け取り方のクセ（得意な感覚）には違いがあります。ここでいう五感とは、視覚・聴覚・体感覚（触覚）・味覚・嗅覚のことを指し、ほとんどの学習において使用されるのは視覚（Visual）・聴覚（Auditory）・体感覚（Kinesthetic）の３感覚と言われています。VAK とはこの３感覚の頭文字をとった略称であり、コミュニケーションの優れた人はこれら VAK の感覚をうまく使って理解や発言、提案をしているとされています。

　これら「VAK」について理解しておくことは、例えば、部下の言動や行動に特徴として現れた際に有効に活用することができます。その１つが、相手の VAK の特徴を把握した上で、その優位感覚に合わせてコミュニケーションをとる「ペーシング」として用いることができる点です。例えば、使った言葉によって、「VAK」のどの感覚でつくられているのか峻別し、自らも同じジャンルの言葉を用いれば、言葉による「ペーシング」が可能というわけです。

　一方、注意すべき点は、「VAK」は人のタイプ分類ではなく、あくまで優位な感覚の傾向を表しているにすぎないという点です。ここをしっかりと理解し、偏った解釈にならないように注意する必要があります。

❸ 相手の優先的感覚を言葉で知る

さて、ここで自身の優位感覚を知る上で簡単な質問をします。

質問：上司の意見に納得できない場合、あなた自身は以下のどの「違和感」を持ちますか？

○視覚「V」：どこかピントがずれているイメージ
○聴覚「A」：どうも同調できない気がする
○身体感覚「K」：何となくしっくりこない感触

今、選択された感覚の傾向が自身の「VAK」による思考プロセスの傾向となります。

参考までに、以下にそれぞれ簡単な特徴を示しますので自らの「VAK」の傾向を把握してください。


❹ VAK の特徴：コミュニケーション場面

■ Visual（視覚）優位

表情、しぐさ、外見、立ち居振る舞い、色彩など視覚情報を主に利用して、自分自身や他者とコミュニケーションすることが得意

■ Auditory（聴覚）優位

声のトーン、抑揚、高低、話すスピード、文字情報（音読）など聴覚情報を主に利用して、自分自身や他者とコミュニケーションするのが得意

■ Kinesthetic（身体感覚）優位

身体の動き、動作、ゼスチャー、内部の感覚（フィーリング）など、身体感覚を主に利用して、自分自身や他者とコミュニケーションをするのが得意


前述の繰り返しにはなりますが、こうした自らの優位感覚、部下1人ひとりの優位感覚など関係者の優位感覚を把握し、同じ「VAK」を用いた「ペーシング」をすることは円滑なコミュニケーションをする上では重要です。仮に部

下と「VAK」が異なれば、日常業務や言葉におけるペースや、処理の速さにも差が生じているといえます。

　部下との意思疎通に問題を感じた場合、それは自分と部下の「VAK」が違うために、伝えている言語的情報の認識にずれがあるのかもしれません。

　そのような場合、確実に変えることができるのは、部下ではなく自分自身の反応です。そのため、リハビリ部門管理者である自分自身が部下を理解するために、観察力を磨き、柔軟性を持ってアプローチすることが重要となります。

**❺　VAK を活用する上での 2 つの要点**

> 1. 相手と同じ感覚を使う
> 2. 相手の世界を追体験するつもりになる

**❻　リフレーミング**

　リフレーミングとは、出来事の枠組み（フレーム）を変える NLP で用いるテクニックの 1 つです。有名なたとえ話ですが、コップに水が半分入っている時、「半分しか入っていない」というフレームと「半分も入っている」というフレームでは物事の感じ方、捉え方自体が異なってきます。

　リフレーミングには、状況のリフレーミングと内容のリフレーミングがあります。状況のリフレーミングでは、「他にどのような状況で役立つか？」を考えます。一方、内容のリフレーミングでは、「他にどんな意味（プラスの価値）があるか？」を考えます。

　①　状況のリフレーミング

　　　例えば、急性期病棟配属の部下が「自分は患者の訴えを細かく聞きすぎるため時間がかかり、周りのスピードについていけない」と悩んでいるとき、生活期や在宅への配属を変え、元々行っていたアプローチが「1 人ひとりにゆったり時間を割いて向き合い」、「痒いところまで手が届くサービ

スを提供する」という状況になれば、部下が持ち得ている素質や思考がいかんなく発揮される場合があります。

このように、状況により、意味が変わってくるということを理解することで、不必要に悩むことなく、能力を発揮する可能性に焦点をあてることができるようになります。

② 内容のリフレーミング

例えば、部下が学会発表を控えて「緊張で眠れません。このままでは絶対にうまくいきません」と相談に来た場合、「そこまで真剣に向き合って準備してきている証拠」「まだ経験していないだけだから経験値が積めるだけでもたいしたもんだよ」と、ネガティブな要素に対してプラスの価値に転換して言葉（内容）掛けをすることができれば、部下自身も感情の受け止め方が変わり前向きに捉えられる場合も多く経験します。

このように、すべての物事は未来に向かう過程の一部というフレームを持てば、「失敗」や「挫折」という経験は、何かを学ぶ機会であり、より成長できる始まりとして必要な機会と捉えられるようになります。

## 6-4 効果的なコミュニケーションの実践

ここでは、今までの理論を踏まえてマネジメント場面でよく出くわす事例について考えていきたいと思います。

### ❶ 年長者に対する自己表現：アサーション

事例：リハビリ部門管理者である自分より年長者のリハビリスタッフ A への対応に苦労している

■攻撃的な自己表現（アグレッシブ）

　自分の提案に対していつも反対意見を言われる。ジェネレーションギャップなど関係ない。なぜＡはわかってくれないのか。自分の提案は正しいのに決まっている。

■非主張的自己表現（ノン・アサーティブ）

　自分よりＡは経験年数も、臨床の実力も上だし尊敬している。そのため頭が上がらない。自らの意見よりＡの意見がすべて正しいはずで、言われることに従うのが最善である。

■アサーティブな自己表現

　Ａの提案もある側面では正しい。しかしこの部分はもしかしたら自分が考えている提案が有効かもしれない。お互いの提案に対して、もう少し掘り下げて話し合ってみよう。


❷　主張が強いスタッフと周囲の調整：DESC 法

> 事例：業務改善を行った後、新しい方法についてスタッフから反論を受けて困っている（以前の方法のままでよかったのではないか？）

その状況で、どのように部下に提示をしていくか？

■描写する（D：Describe）

　「今までのやり方は、確かに○○と▲▲という点では優れていましたし、慣れ親しんだシステムを変更するのは誰しも苦慮します」

■表現・説明・共感（E：Express・Explain・Empathize）

　「しかし、国の制度も変わりスタッフ数も増えてより一層ブラッシュアップしたシステムが必要になってきました」

■特定の提案をする（S：Suggest・Specify）

　「そのため、自分が上長に確認しシステム変更の提案をしました。慣れ親しんだ方法を変えるのは大変ですが、まだまだ未完成であり、これが必ず正解とも限らないので色々と意見をもらえませんか？」

■選択する（C：Choose）

　（とりあえずスタッフに使ってもらい意見を言える環境を作りに徹する：特に導入期には細かくコミュニケーションをとる。）

## ❸ 効果的な部下へのプレゼンテーション：NLP（VAK）

> 事例：看護師長への提案をする際に、プレゼン資料を見せると「うわ、難しそう、わかりにくい」と言われたため次にプレゼンする際の方法をどうしようか悩んでいる

　この場合、まずは看護師長が視覚（V）、聴覚（A）、身体感覚（K）のどの優位感覚であるのかを事前に評価することが必要になります。そして、主たる優位感覚に合わせた資料づくりをすることが最善だと考えられます。

■視覚（V）タイプが優位

　看護師長がVタイプの人であれば、「グラフや図解、イラストを多くして、かつ輝かしい未来がイメージできる」ように視覚に訴求できるような提案が有効。

■聴覚（A）タイプが優位

　論理的で比較検討が好きなので、「細かいデータの説明、間接的な側面に関する詳細な資料での補完」などを盛り込んだ提案が有効。

■身体感覚（K）タイプが優位

　感覚と楽しさが好きなので「実際に体で感覚を味わってもらうよう、体験や体感を重視した提案」をすることが有効。

## ❹ 感情をうまくコントロールする方法：NLP・コーチング（リフレーミング）

> 事例：部下に自分の意見を「反論や非難」をされたと感じ、つい感情的に

対応してしまう

図表 6-3

自分の意見を批判・反論してきた

リフレーミングしない   リフレーミングする

| | |
|---|---|
| あの部下は自分のことが気に食わないからあのような意見をいうのだ、間違いない。ああいう人は苦手だから避けよう。 | あの部下が真摯に意見を言ってくれたことは彼の熱意の賜物であり、意見を言いやすい環境を意識してつくっていたからかもしれない。 |

❺ 意欲・自発性を引き出す質問：コーチング（質問）

事例：作業療法士の部下Bが勉強へのモチベーションが上がらないと相談に来たが、適切な対応がわからず苦慮している

　こうした部下からのネガティブな相談の場合、コーチングによる質問が有効になる場合が多いと考えます。その質問をする際のキーポイントは、相手が「意欲的」「主体的」になるようコーチすることです。

　部下の発言に対して以下のような形で質問をします。

　部下B：「最近どうも勉強へのモチベーションが上がりません」

　管理者心の声：（部下が今どのような状態になることが最善かわからない）

　管理者：「じゃあ、Bはどのような状態になりたいの？」

　部下B：「いつもモチベーション高く勉強していたいと思っています！」

　管理者心の声：（ここでいう "いつも" とは、いったいどの瞬間のことを指すのだろうか）

管理者：「“いつも”っていうのはどういう瞬間？」


部下B：「ここで言う“いつも”というのは、勉強に関わる全ての時間です」

管理者心の声：（勉強に“いつも”打ち込むことで、Bがどうなりたいのかわからない）

管理者：「勉強することは素晴らしい。ただ、そんなに勉強して何を得たいと考えているの？」


部下B：「患者さんが求めている良い作業療法をしたいです」

管理者心の声：（ここでいう“良い作業療法”というのが、どういうものかわからない）

管理者：「良い作業療法って何？どう考えているの？」


部下B：「患者さんのADLの自立度が高まるように作業を用いてアプローチすることです」

管理者心の声：（ADLの自立度向上が、どのように良いのかわからない）

管理者：「ADLの自立度向上することが、良い作業療法になるのですか？」


部下B：「自宅に帰ることが患者さんの目標なので、それを叶えたいです！」

管理者心の声：（部下Bの行動理由が明確になりました。Bの行動理由を明確にしていきます）

管理者：「Bは患者さんにとってどういうセラピストでいたいですか？」


部下B：「患者さんの良き理解者でいたいと思っています」

管理者：「素晴らしい！ではモチベーションが上がらないのはなんでだろう？」

部下Ｂ：「書籍や文献を読まなきゃ！とか、セミナーに行って新しい知識身
　　　に付けなきゃ！とは思うのですがなかなか行動できていないです」
管理者心の声：(書籍を読んだりセミナーに行くことだけが勉強だと思って
　　　いるのか)
管理者：「それ以外に、作業療法士として患者さんの目標達成のためにでき
　　　ることはありますか？」

部下Ｂ：「患者さんや家族の状況をもっと細かく評価して、自宅復帰に向け
　　　て何をすべきかまとめたりすることですかね」
管理者心の声：(いわゆる本や文献を読むだけが"勉強"であるというフ
　　　レームがはずれたかな)
管理者：「患者さんや家族に詳細を聞くこと以外は何かあるかな？」

部下Ｂ：「あとは、同僚と動作のデモをし合ったり、わからない点を先輩や
　　　病棟看護師に聞くことでしょうか」
管理者心の声：(勉強に対して囚われがなくなり、色々な方法が出てきた様
　　　子だ)
管理者：「色々でてきたね！では、何からしたらいいだろうか？」

部下Ｂ：「まずは、患者さんや家族から自宅復帰に向けて必要な情報の詳細
　　　を聞き、その中でわからないことを先輩や看護師に聞いて、自分なりにま
　　　とめてみることから始めてみます！」
管理者心の声：(具体的な行動が決まり、今必要で出来ることに気づき、意
　　　欲的で主体的な行動に繋がった)

以上のような、「勉強のモチベーションがあがらない」と相談は非常に多い
のではないでしょうか。その際に「それはプロとして怠慢だ！」などと一蹴す
ることや、「今はそういう時期だからゆっくりしたら？」という発言をするこ

とは簡単です。しかし、本当にその発言が部下にとって有益なのでしょうか？こうしたコーチング的な質問スキルを身に付けることで、部下自身が主体的に動き出すきっかけを作ることもリハビリ部門管理者の重要な役割です。

（参考・引用文献）

1）新村出編（2018）『広辞苑 第七版』岩波書店
2）P.F.ドラッカー（2001）『マネジメント 基本と原則（エッセンシャル版）』（上田惇生訳）ダイヤモンド社
3）Albert Mehrabian（1972）『Silent Messages: Implicit Communication of Emotions and Attitudes/ Wadsworth Publishing Company』Wadsworth Publishing Company
4）高木幸子（2005）『コミュニケーションにおける表情および身体動作の役割』早稲田大学大学院文学研究科紀要 . 第1分冊 51, 25-36, 早稲田大学大学院文学研究科
5）E.T.Hall（1970）『かくれた次元』（日高 敏隆・佐藤信行 訳）みすず書房
6）M.F.Vargas（1987）『非言語（ノンバーバル）コミュニケーション』（石丸正訳）新潮社
7）大坊郁夫（2006）『コミュニケーション・スキルの重要性』日本労働研究雑誌 . Vol48（1）, 13-22, 労働政策研究・研修機構
8）平木典子・野末聖香・沢崎達夫（2002）『ナースのためのアサーション（アサーション・トレーニング講座）』金子書房

## 「コミュニケーションスキルで問題解決」

　小坂は休憩時間に、パソコンで Web セミナーを見てみた。セミナー参加費もそんなに高くないし、内容には正直、期待していなかった。しかし、Web セミナーが始まって 5 分ほどで小坂は衝撃を受けた。

「皆さん、ようこそリハビリ部門管理者のためのコミュニケーション講座へ。最初の質問です。あなたは、リハビリ部門管理者として、どれくらい"管理者としての教育"を受けましたか」

　小坂は考えた。そう言えば、時々、院内で行われる「リーダー研修」には参加したが、ほんの数回の話だ。しかも、もう内容はほとんど覚えていない。

「リハビリ部門管理者の仕事は多岐にわたります。収益管理、人事管理などです。また、日々のスタッフへの指示や指導などもあります。でも、最終的にスタッフを動かすのは、管理者であるあなたの"言葉"ではないでしょうか」

　確かにそうだ。どんなに良い考えや思いであっても最終的にそれが、相手に伝わるような言葉になっていなければ意味がない。木崎の件にしても、病棟 ADL 支援の件にしても、自分は"どう伝えるか"なんて何も考えていなかった。

　Web セミナーでは、コミュニケーションのほとんどが非言語で行われていることやアサーションという軋轢を作らないコミュニケーション方法があること、また、自分の要望を伝えるための DESC 法、コーチング、NLP について説明していた。

　言語聴覚士として長年、働いてきたので、コミュニケーションについては知識があると自負していたが、それは患者のリハビリのための知識であ

り、管理者のための知識ではなかった。小坂は何度も Web セミナーを見直しながら、自分のスキルにするべく学習していった。学習していく中で、以前は、解決できなかった、木崎の茶髪の件や病棟 ADL 支援の件で自分に何が足らなかったかが分かってきた。そして、しっかりイメージトレーニングをしてまずは、木崎の茶髪の件に関して「コーチング」を使って解決に臨んだ。

「木崎君、お疲れ様。最近、仕事はどう？」

　木崎はきっと茶髪の件を言われると思ったので拍子抜けした。しかし、それが逆に木崎の警戒心を高めた。

「どうって言われましても。特に何も変わんないっす」

「そう。ところで、前回の話は覚えてる？」

「はい。茶髪を直せということです」

「そうね。私もあれからいろいろ考えたのだけど、結構、その茶髪、似合ってると思うの」

　木崎は、"似合っている"という意外な言葉に驚く。

「まあ、木崎君の年頃は、オシャレしたいもんね」

「はあーまあーそうですね」

「以前、木崎君は、自分は頑張っているって言ってたじゃない。私、調べたら、単位数だけじゃなくて、勉強会に行ったり、学生の指導したりと色々やってくれてるのよね。本当ありがとうね」

「いや、別に、まあ、はい」

　木崎は照れくさそうに頭をかいた。

「っということは、木崎君はもっと頑張っている自分を周りの人に認めてもらいたいのよね」

「まあ、そこまでじゃないですけど。評価される分には嬉しいです」

「じゃあ、私は、木崎君がもっと評価されて、皆から頼られる存在になるべきだと思うのよね。そのためには、何が必要だと思う」

「・・・」

　答えはすぐに出ないが、小坂はじっと待つ。

「うーん。言葉遣いとか、見た目とか。言葉遣いは、俺は口下手なんで相手に誤解を与えやすいというか。まあ、見た目もチャラいので」

「そうよ。そうよね。分かっているじゃない。それって、もったいないと思わない」

「まあ。そうですね」

「じゃあ、すぐにできることは何だと思う」

「うーん。見た目くらいは、すぐに」

「そうね。じゃあ、見た目のどこを直す」

「髪ですかね」

「そうね。私も思うのよ。せっかく頑張っているのに、髪の色ぐらいで評価を下げるって本当にもったいないもんね」

「まあ、そう言われたらそうですね。もったいない気がしますね」

「すぐに直せとは言わないけど、私は木崎君がきちんと髪を直してくれることを待っているわ。じゃあ、今日はありがとう」

　木崎は、嬉しそうな顔をして去って行った。3日後、木崎の髪の色はもとに戻っていた。


　そして、もう1つは、病棟 ADL 支援だ。こちらは、正直、木崎よりも手ごわい。小坂は、「アサーション」の考えを取り入れることにした。お互いの主張をぶつけても話は前進しない。それには、お互いが納得いくような話の進め方が必要ある。Web セミナーのなかには、DESC 法というのがある。小坂は木崎の時と同じく、シミュレーションを繰り返し、再度、話し合いに臨んだ。小坂と看護師長が話を始める。

「今日は、お忙しいところ、すみません」

「何度、言われても、今の状況じゃ病棟スタッフで ADL 支援は難しいですからね」

　いきなりのネガティブ発言だが、すでにこれはシミュレーション通り
だ。まずは、「D：描写」から始める。

「今、当院の回復期リハ病棟は、リハビリの単位数は上がっているのです
が、リハビリ内容と病棟でのADLが一致していない状況なんです。回復
期リハ病棟はアウトカム実績を上げていかなければならないので、今まで
以上にADL支援に取り組む必要があると思います。これについてはどう
思われますか」

「まあ、そうですけど、病棟スタッフの人手が足りない状態で仕事を増や
すわけにはいかないし、リハビリの内容は私たちに分からないので、それ
を急に病棟でやれって言われてもねえ」

　「描写」に対して、看護師長は、前回同様、人手が足りないと言った
が、「仕事が増える」と思っていることが分かった。さらに、「リハビリの
内容が分からない」ということだ。次に小坂は「E：説明」を始める

「なるほど。そうだったんですね。病棟ADLの支援に関しては、病棟ス
タッフだけでやるものではなく、当然、リハビリ科も一緒に取り組みま
す。私たちが介助方法の指導を病棟スタッフにすれば、仕事が増えるどこ
ろか逆に減ると思います。すでに、他院ではそのような結果がたくさん出
ていますし。他でできて、うちでできないなんてことはないですよね」

「まあ。そうだと思うけど」

「リハビリの効果も上がるし、病棟スタッフの負担も減って、何より患者
さんにとって良いと思いませんか」

「うーん。でも、そんなにたくさんはできないわよ」

　ちょっと兆しが見え始めた。ここで、「S：提案」に入る。

「じゃあ、"ADLのなかでどれか"にしませんか。特に、今、病棟で負担
が大きいADLって何か思いつきますか」

「うーん。排泄かな。脳卒中の方の排泄介助って結構、病棟スタッフには
重労働だったりするからね」

　ここで明確になった。最後は「C：選択」だ。

「じゃあ、師長さん。まず、排泄介助から一緒に取り組んでいきませんか」

「うーん。でも、まあ、他のスタッフが何と言うかね」

　もちろん、このような「NO」の選択もシミュレーションしていた。そこで、小坂は別の選択肢を提案する。

「そうですよね。いきなり全員は難しいですよね。じゃあ、1人だったらどうですか。今、一番、排泄介助に困っている方の介助方法を病棟とリハビリのスタッフで一緒に考えるのはどうでしょうか」

「それなら良いと思うわ。まあ、スタッフ同士が考えてできそうなところから始めれば良いと思うわ」

「じゃあ、また、リハビリのスタッフにも話しておきますので、詳しい話はまた別の機会で」

「分かったわ。こちらも準備を進めます」

　小坂は小さくガッツポーズをした。早速、病棟リーダーの依田にも報告した。依田は、飛び跳ねて喜んだ。


　2つの小さな問題解決ではあったが、小坂は、管理者としてのコミュニケーションの重要性を実感した。コーチングもアサーションも共通しているのは、「相手への共感」だ。自分の意見を押し付けるのではなく、まずは、相手の立場、気持ちを共感し、その上で、話を初めて行くことだ。これなら「受け身」の私でもできると小坂は自信を深めた。

# 第 7 章

# リハビリセラピストの
# キャリアデザイン

## 「"一生安泰"なんてあり得ない。9年目遠藤のキャリアデザインとの出会い」

　遠藤祐輔は、9年目の理学療法士。大学卒業後、急性期病院で3年、そして今は回復期リハ病院で勤務しており、役職は病棟リーダーだ。患者のリハビリと若手スタッフの教育、単位数管理、勤務管理など毎日、多忙な日々を送っていた。

　遠藤が理学療法士を目指したのは、祖母が脳卒中になり、お見舞いに行ったときに祖母にリハビリを提供する理学療法士の姿に憧れたからだ。そして、地元の大学の理学療法学科に入学した。

　就職後は、いろんな研修会に出て理学療法士としての知識、技術を磨いた。また、5年目からは毎年、全国レベルの学会で発表し、現在は、母校の大学の先生の指導を受けながら原著論文の作成も行っている。また、この原著論文が掲載されたら数年後には、大学院進学も考えている。そんな遠藤は、理学療法士として、臨床・教育・研究と充実した毎日を送っていた。

　しかし、遠藤は少し将来に不安を持っていた。それは、ここ数年、自分の給料が上がらないことだ。確かに、病院の経営も厳しく、病院の事情も分かるが、自分はこんなに頑張っているのだからもう少し給与を上げて欲しいものだと感じていた。

　さらに、来年には結婚を控えている。今までは自分1人で好き放題にお金を使えていたが、これからはそうはいかない。目指している大学院の学費に加えて、結婚資金が必要だし、その後の新居の資金、将来的にはマイホームの購入や子どもの学費も必要になるだろう。現時点でいくらお金が必要かは分からないが、おそらく今の給料ではやっていけるのだろうか。

　少し不安になった遠藤は、結婚の報告もかねて大学の先輩である大城卓也に電話した。大城は、遠藤より2つ年上で、大学のゼミもサークルも一

緒で昨年、結婚したばかりだ。結婚後の仕事やお金のことを聞くには絶好の相手だ。


「先輩、久しぶりです。遠藤です」

「おー久しぶり。どうした」

「実は来年、彼女の結婚することになって、先輩にご報告を思いまして」

「そうなんだ。それは、おめでとう」

「それで、ちょっとご相談がありまして。単刀直入に言うと、結婚すると結構、お金ってかかるものですか」

「まあ、結婚自体のお金はかからないけど、俺は、結婚を機にお金も含めてキャリアデザインについて考えたんだ」

「キャリアデザイン?」

「そう。自分の人生を自分で設計するっていう感じかな。俺もそれまでは、理学療法士だから大丈夫だとか、病院に勤務しているから安定しているとか考えていたけど、もうそんな時代じゃないんじゃないかと思い出したんだ」

「先輩、すごいですね」

「いや、やっぱり30代に入るといろいろ考えるよ。お金のことだけじゃなく、自分のやりたい仕事とか勉強とか、プライベートも含めて。遠藤もそろそろ考えた方がいいぞ」

「そうなんですね」

　そう言って遠藤は電話を切った。キャリアデザインという言葉が気にかかる。


　次の日、病院の同期である橋本優斗と仕事帰りにお酒を飲みに行った。

「昨日さあ、大学の先輩に電話したんだけど、キャリアデザインって知ってる」

「あーなんか、聞いたことあるかな。うちの大学では就職面接する前にど

んな仕事がしたいか、どんな生活をしたいかみたいな質問のシートを書いたことがあるけど」

「そうなんだ。橋本は、将来に不安はないのか」

「将来に不安？大丈夫だろ。俺ら理学療法士だぜ。国家資格持っているから、普通に仕事してたら普通に給料もらえるだろう。まあ、遠藤は、心配性なところがあるからな。そんなこと考えたって将来は誰にも分かりやしないよ。まっ、今を楽しもうじゃないか、乾杯」

「お前は給料が上がらないのは不安じゃないのか」

「まあ、不安がないわけじゃないけど。このご時世どんな仕事してもたいして給料上がらないだろう。まあ、病院と言うのは企業と違って"ある日突然倒産"なんてないからな。まあ、リスクを考えれば病院で働いているのが安心なのは安心だけどな」

橋本の言うことも一理ある。将来のことなんて考えてもどうにもならない。万が一でも病院が潰れるようなことがあれば、他の病院で働けばいいだけだ。理学療法士だから一生食っていけるだろう。まあ、そんな暗い将来を考えるのはやめよう。


そして、何事もなく1か月が過ぎた。遠藤は、仕事に加えて結納の準備やブライダルフェアーでプライベートの時間をほとんど取られていた。そんな折に母親から電話がかかってきた。


「祐輔、あなた将来、大丈夫なの」

「えっ、急にどうしたのお母さん」

「いや、今日、お父さんが新聞をみたら、理学療法士が将来、就職先がなくなるって書いてあったから、心配になってね」

遠藤は、少し動揺した。

「まあ、お母さん、大丈夫だよ。そんなに急になくなるわけじゃないし、俺は、勉強もしてるし、皆にも頼られているから。心配しないでよ」

「それじゃあ、安心だけどね。まあ、立派な病院で働いているから、そんなことはないと思うけど、これから結婚も控えているし・・・」

　それから先の母親の話は一切入ってこなかった。考えていたのは、「心配しないで」と言ったが、本当に大丈夫なのだろかということだ。よし、ちょっと調べてみよう。


　早速、遠藤はインターネットでいろいろと調べることにした。インターネット上では、色々な情報が飛び交っていたが、そのなかでも「細山」という作業療法士が書いているブログが細かく解説されていた。

　まず、理学療法士・作業療法士・言語聴覚士が合わせて年間 1.5 万人輩出されていること、国の調査によれば、この 20 年間、給与水準が上がっていないこと、病床数が減少するなかで雇用の奪い合いが起こる可能性もあることなど今まで聞いたことが無い情報がたくさん書かれていた。細山のブログのバックナンバーも読んでいったが、「一生安泰」ではないと感じた。普通に考えれば「一生安泰」なんて仕事は存在しない。製造業の大企業に勤めていた高校の同級生も景気が悪くなると賃金カットやワークシェアで一気に給与が減ったと聞いた。また、駅前の大きな百貨店で働く親戚も「見栄えは良いけど、給料は安いのよ」と言っていた。日本人なら誰もが知っているお店の社員でも安泰ではないようだ。

　そうなれば、理学療法士だから、病院で働いているからという理由だけでは、この先どうなるか分からない。このまま働き続けられるにしても、もし、そうでないにしても、はやり「保険」として別の収入源は持っておいた方が良いのだろうか。先日大学の同期がネットワークビジネスを始めたと連絡があったが、自分も始めた方が良いのだろうか。株や FX でお金を増やす方法もあるようだが、損するのは嫌だ。だからと言って、深夜のコンビニのバイトをする気にもならない。


　そうだ。大城先輩に相談してみよう。キャリアデザインのなかに何か答

えがあるはずだ。遠藤は、焦る気持ちを抑え、すがるような思いで大城に
電話をかけた。大城からは、少し話が長くなるから、一度会って話そうと
言ってもらった。

　できれば「理学療法士はこのままで大丈夫」と言ってもらいたい。そう
すれば、今のままで安泰だ。ただ、細山のブログでは、大丈夫ではない話
がたくさん書かれていた。まあ、所詮、個人のブログの情報だしと無理矢
理感情を抑えてみるが、すぐに不安がよみがえる。このような感情が交差
し、結局、遠藤はその夜、眠ることができなかった。

# 7-1 リハビリセラピストにキャリアデザインは必要か？

　リハビリセラピストは日頃から患者、利用者のために誠心誠意尽くしている人が多いですが、同時にその多忙さと流れる情報の少なさのために、他業界に比べると自分のキャリアデザインが不明確な方が多いのではないでしょうか。しかし、時代は働き方改革やリモートワークの推進によって、働く側の意識も変革を遂げてきています。

　かつてはどこか後ろめたいような響きすらあった「転職」も現在ではより良い職場を求めて行うことや自分のライフステージに応じて職場を変えることはもはや当たり前になりました。さらに、「働き方改革」の旗印の元では「複業」、「副業」、「パラレルキャリア」といった働き方をする人が増加傾向を示し働き方は今後ますます多様化していきます。

　一方、リハビリ部門管理者側にとってみると新卒採用した人材が3年以内には辞職してしまったり、責任の伴う昇進を避けたりという現象が生じ、リハビリセラピスト100名規模の病院などでも「中間管理職不足」が露呈しているところも散見されます。リハビリの業界は専門性の高い分野ということもあり、その労働環境は世間にはあまり知られておりません。

　本章では、リハビリ部門管理者として知っておくべきリハビリセラピストの取り巻く現在の環境を整理するとともに、キャリアデザインについても理論的な背景を踏まえ筆者の考えを言及していきます。

## 7-1-1 リハビリセラピストを取り巻く現状

　理学療法士、作業療法士の現在の人数を考えると毎年、理学療法士は12,000人以上、作業療法士は4,000人以上誕生しています。言語聴覚士も毎年1,500人以上誕生しており、理学療法士・作業療法士・言語聴覚士を合わせると毎年2万人近くが誕生していることになります。2000年以降の理学療法士、作業療法士の急激な増加は、近い将来において様々な問題を引き起こすことが懸念さ

れています。

　最近では、日本経済新聞の連載「医出づる国」に「削りしろ探せ」というタイトルで理学療法士の過剰供給に関して言及する記事が掲載されました[1]。これまで超高齢社会に向けて"売り手市場"として認識されている節もあったため、この記事は業界にとって大きなインパクトとなったのは言うまでもありません。

### ❶　理学療法士（PT）・作業療法士（OT）の働く領域

　厚生労働省の理学療法士・作業療法士需給分科会資料[2] によると「理学療法士を取り巻く状況について」の中で、就業先として**医療分野が約80％**を占めていると報告されています。一方、介護の現場で働く理学療法士の割合は**わずか10％程度**であり、領域によって偏りがあることがわかります。

　作業療法士に関しても、同資料[3] によると「作業療法士を取り巻く現状」の中で、2014年の状況として、医療現場では32,673名、介護現場では6,524名の作業療法士が就労していると報告とされています。また、対象とする疾患別の就労者数では、脳血管障害が圧倒的に多い25,121名であるのに対し、がんは400名、発達障害は690名など専門領域によって大きく偏りがあります。もちろん脳血管障害のリハビリは需要が多いため、このような割合になるのは自然なことではありますが、がん・発達障害などは作業療法士が少ない現状です。

### 7-1-2　過剰供給がもたらす様々な影響

　先ほど、7-1-1で少し触れましたように、リハビリセラピストは"既存の枠組み"においては徐々に供給過多の状態になっていることが懸念されています。今、"既存の枠組み"としたのは、昨今では自費のリハビリテーションサービスをはじめとした保険外事業や一般企業で就業するリハビリセラピストも徐々に増えてきているため、見方を変えれば活躍できる裾野はまだまだ広が

る可能性もあります。そうした可能性を探りながらも、以下のような点を把握
しておくことは重要だと言えます。

### ❶ PT・OTの給与は20年間水準が変わっていない

まず、理学療法士・作業療法士の給与水準は過去20年で上がっていないこ
とが、財務省が示す社会保障に関する資料[4]で報告されました。資料による
と、1995年の給与水準を100%として医師126.6%、薬剤師117.2%、看護師
は111.7%とそれぞれ上昇傾向を認めている一方、作業療法士は100.2%と20
年前と比較し変化なく、理学療法士に関しては97.6%と給与が低下していま
した。

もちろん、年齢や需給バランスの調整を加味する必要がありますが、この
20年間で社会保険料等が値上がりしていることを考えると「手取り」に関し
てはさらに下がっている可能性は高いといえます。

同じ社会保障費用の中で「給与」が発生しているのにもかかわらず、他の医
療職種と比べてこれだけの差があるわけです。この原因については、平均年齢
の低下が給与水準を押し下げているとも考えられるため、今後の業界全体の動
向に注視をしていく必要があります。

### ❷ PT・OTの需給推計について

厚生労働省の2019年の理学療法士・作業療法士需給分科会では、将来の
PT・OT職の需要と供給について議論されています。

厚労省は需要と供給のそれぞれの推進方法を提示し、PTとOTの需要推計
について「医療」「介護」「その他」などの分野に分類しています。医療の分野
は、「一般病床・療養病床の入院医療」「精神病床の入院医療」「外来医療」「在
宅医療」に分けてそれぞれ算出しています。

結果、それぞれの分野を合わせたPTとOTの需要数は、2018年時点で供
給数を下回っており、その後も「供給過多」が続き、2040年ごろには約1.5倍
の差が生じるという報告でした。

## 理学療法士・作業療法士の需給推計について（案）

PT・OT の供給数は、現時点においては、需要数を上回っており、2040 年頃には供給数が需要数の約 1.5 倍となる結果となった。
　供給推計　全体の平均勤務時間と性年齢階級別の勤務時間の比（仕事率）を考慮して推計。
　需要推計　ケース 1、ケース 2、ケース 3 について推計※
　※ 精神科入院受療率、外来リハビリ実施率、時間外労働時間について幅を持って推計

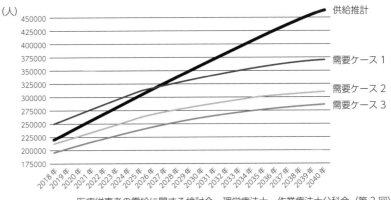

医療従事者の需給に関する検討会　理学療法士・作業療法士分科会（第 3 回）

　「理学療法士と作業療法士を別々に集計していない」や「2040 年より近未来的にどうやっていくか議論すべき」などの意見が出されましたが、需給バランスとしては 2025 年以降に逆転し、2040 年までに供給が 1.5 倍多くなる可能性があると理解しておくことはキャリアを描いていく上で重要になります。

### ❸　供給が需要を上回る歯科医師を例に考える

　それでは、このような状況下で業界として個人としてどのようにしていくべきなのでしょうか。

　先述した日本経済新聞の連載[1]にて過剰供給記事の"主役"となっている「歯科医師」を例に考えてみます。「歯科医師」もかつては安定した職業だといわれていましたが、需要に対して供給が過剰になっていると問題視されており、これまでにも厚生労働省が何度も議論を重ねてきた職種です。

　2017 年に実施された厚生労働省の第 9 回歯科医師の資質向上等に関する検

討会の資料[5] では、その論点が整理されています。ここでは、新規参入する歯科医師の数が 10 ％削減されれば、2030 年には需要と供給の均衡が保てると予想しており、2015 年の段階で入学定員は 9.4 ％減少しました。実際の合格率や留年者の割合によっても需給は影響を受けますが、少なくとも先を見据えて定員削減などの対応を講じていることは事実です。

## ❹ PT・OT も需給バランスを大切に

歯科医師のような例もあるため、理学療法士や作業療法士も「安定した職業だから」と安心することはできません。例えば、少子高齢化といわれる時代においては、リハビリテーションを必要とする高齢者の割合が多くなるため、それに対応してニーズも高まることは容易に予想できます。しかし、現在の子どもたちが成長して高齢になっていく頃には、逆に高齢者の数が減少するため、将来的にリハビリテーションのニーズが少なくなる可能性もあります。

このように、歯科医師と同様にリハビリセラピストも人口動態の影響を受けやすい職業といえます。もちろん今すぐに仕事がなくなる危険性があるわけではありませんが、「いつまでも安泰」という保証はなく、長期的な目で需給バランスの状況を考えていくことは大切になるでしょう。

## ❺ PT・OT の数は、地域によってもばらつきがある

実際、医師についても長年「医師不足」が叫ばれていますが、実際には「地域偏在」という側面もあります。理学療法士・作業療法士についても、都道府県によって人口当たりの人員数には差があるといわれています。先ほども引用した理学療法士・作業療法士需給分科会の資料[2] [3] のなかで報告されている、人口 10 万人当たりの就労者の割合を確認してみます。

図表 7-1　人口 10 万人当たりの就労者

|  | 理学療法士 | 作業療法士 |
|---|---|---|
| 割合が多い都道府県 | 和歌山県、高知県、長崎県、熊本県、大分県、佐賀県、鹿児島県 | 鳥取県、高知県、徳島県、鹿児島県など |
| 割合が少ない都道府県 | 宮城県、栃木県、埼玉県、東京都、神奈川県 | 埼玉県、千葉県、東京都、神奈川県、岐阜県、愛知県、大阪府など |

　こちらは就労者の絶対数ではなく「人口 10 万人当たりの療法士数」に基づいた分類で、都道府県によって差があることがわかります。人口当たりの療法士数でいくと東京都・神奈川県・大阪府など比較的人口が多い大都市圏で就労者の割合が少なくなっていることが特徴的です。需要と供給は単純に全体の平均で表すだけでなく、人口当たりの就労者数など、バランスを考慮して考えていくことも必要になるといえます。

## 7-1-3　キャリアデザインの重要性

　これまで述べてきたように、理学療法士や作業療法士を取り巻く状況は目に見える形で変化してきています。今回データでは示していませんが言語聴覚士も同様でしょう。過去のロールモデルに従っていれば「安泰」という考え方は危険とも言えます。そうした中、キャリアデザインを用いて自分のキャリアを戦略的に考えていくことがますます求められてきています。

　キャリアデザインは、自分のキャリアや職業人生について、経験やスキルなどを頼りに主体的に構想を練り「設計する＝デザインする」ことを指して使われます。

　高度成長経済時代には終身雇用制度などをはじめとするいわゆる「日本企業の三種の神器」を基盤にして成長してきた日本企業では、職業人生は個人が考えるものというよりも、会社側がその道を用意し、経営層の指示によって人材

が配置され、それに伴ってキャリアが決まっていく傾向が強かったともいえます。これは、リハビリセラピストに至っても同様です。

こうした考えに対し、国際競争が活発になるにつれて、職業人生が1つの企業に縛られず転職や兼業（複業）が機会として認められる欧米型のワークスタイルが知られるようになりました。「キャリアは自分で作るもの」という考え方が浸透してきたのが現代です。キャリアデザインは、まさにこうした背景から生まれてきた言葉と言えます。

リハビリ業界では、前述のとおりに今後過剰供給となるという構造があり、20年間給与水準が上がっていません。さらに2020年からの新型コロナウィルス感染症の影響で、医療や介護施設の収入は減少しました。今後、新型コロナウィルス感染症が収束したとしても、医療機関や介護施設は、人件費を著しく増加させることは考えにくく、おそらく次の感染症や自然災害に備えて内部留保を増加させるでしょう。つまり、ただ医療機関や介護施設で働いているだけでは「一生安泰」ではないのです。これからは自分のキャリアは自分で考えるという時代です。

❶　リハビリセラピストのキャリアアップの指標

理学療法士・作業療法士のキャリアデザインに関しては、日本理学療法士協会が公開していた「リハビリテーション関連職種のキャリアアップ指標」（現在非公開）という指標があります。これは理学療法士に限らず、リハビリテーション関連職種である点が重要であり、年齢（経験年数）により担う役割が記してあります。この指標にもあるように新卒から10年経った30歳以上のセラピストは臨床力に加えて「マネジメント力」が求められることがわかります。

❷　リハビリセラピストの年収は35歳が岐路

また、キャリアに関連する論文として、理学療法士・作業療法士の給料にまつわる日下ら[6]の論文では「理学療法士・作業療法士の年収を**賃金構造基本統計調査**に基づいて精査した結果、コメディカル間における年収の比較では、や

や低位にあることが明らかになった。」とし、その理由として「相互に関連する教育システム」と「診療・介護報酬体系」と報告されています。つまり、理学療法士や作業療法士はコメディカルの中では**“看護に次いで大学卒の割合が少なく、昨今の老人医療費の高騰に伴い診療報酬・介護報酬点数の減算にあい、結果として給料がなかなか上がらない”**ことを指しているものと推測できます。

　さらに、注目したいのが、標準偏差です。あきらかに「30-34 歳」の層と「35歳-40歳」の層の間でバラつきが大きくなっています（「20-24 歳：332 ± 4」、「25-29 歳：387 ± 8」、「30-34 歳：419 ± 9」、「35-39 歳：460 ± 40」、「40-44 歳：519 ± 45」、「45-49 歳：557 ± 52」、「50-54 歳：581 ± 74」、「55-59 歳：576 ± 78」＊単位は全て万円）。これは、理学療法士や作業療法士が急増し、平均年齢が30歳と若く、34歳以下で管理職が少ないことが影響しているともいえます。ただし、35歳以上でばらつきが大きくなるという事実は変わらず、ここが1つの「境界」であるとも言えます。リハビリセラピストキャリアアップ指標に照らし合わせて考えると、「部門・組織のマネジメント」ができる総合職・管理職的な立場かそうでない立場かで組織内のキャリアアップ、ひいては役職手当などの給与面で少なからず影響があるとも予想できます。

### ❸　これからの時代はキャリアデザインよりもキャリアドリフト

　もう1つ、キャリアデザインと並んでおさえておきたいのが、「キャリアドリフト」[7] という考え方です。これは、神戸大学大学院の金井壽宏教授が提唱するキャリア概念の1つで、『職業人生はキャリアデザインとキャリアドリフトの繰り返しである』と考えられています。つまり、キャリアデザインに対になるような概念というよりは、キャリアデザインの1つの手法と考えたほうが適切といえます。

　キャリアドリフトは、『自分のキャリアについて大きな方向づけさえできていれば、人生の節目ごとに次のステップをしっかりとデザインするだけでよ

く、節目と節目の間は「偶然の出会い」や「予期せぬ出来事」をチャンスとして柔軟に受け止めるために、あえて状況に"流されるまま（ドリフト drift とは「漂流する」という意味）"でいることも必要だ』という考え方をいいます。

　自分自身と真剣に向き合い、キャリアについて構想するのはとても重苦しく、疲れる作業ですし、日頃からたえず「自分が本当にしたいことは何か」などと追求しつづけるような働き方、過ごし方はあまり生産的とはいえません。特に変化の激しい昨今においては、20年先、30年先の将来まで見通して事細かにキャリアをデザインするのは不可能に近いでしょう。児美川[8] は「夢の職業に就き、それを継続している人」がわずか10％程度と報告しています。だからこそ、細かくキャリアデザインを固めすぎず、何年かに一度、節目を迎えるたびに、立ち止まってしっかりとキャリアデザインを見直せばいいという考え方です。

　こうした考え方の典型的な理論として有名なのが、ジョン・D・クランボルツの提唱[9] した「計画された偶発性理論（Planned Happenstance）」です。研究でクランボルツは、18歳の時の『やりたい仕事』を実際にやっているかどうかを、アメリカのビジネスパーソン対象に調査しました。その結果、98％の人が18歳のときに描いたやりたい仕事に就いていないことに気づきました。この理論によるとキャリアの80％は偶然に支配されているとされています。そして、理想のキャリアを手にしている人は、そうした偶然に訪れるチャンスに対して**オープンマインドの姿勢（自分の持つ思想以外に心を開いている）**の考えを持っている人が多かったといいます。

図表7-2

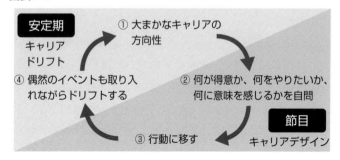

| 計画された偶発性理論の要点 |
| --- |
| 1. 人々のキャリアは、予期せぬ偶然によって決まっていく |
| 2. 自分自身の努力次第で偶然の出来事を自身のキャリアに活かすことができる |
| 3. 偶然の出来事が起こるのを待つのではなく、意図的に引き起こそうとすることが大切 |

　以上から、"キャリアデザイン"で土台をつくった後に、"キャリアドリフト"を活用し、**オープンマインドの姿勢で積極的に行動する**ことがキャリアでは重要だと言えます。

## 7-2　キャリアデザインの活用をどう考えていくべきか

　リハビリ部門管理者が部下のキャリアを考えるとき、どのような視点で考えているでしょうか。

　部下のために、一生懸命向き合い、様々な理論を駆使してしっかり相談や計画を立てているかも知れません。しかし、例えばそれが時代遅れのロールモデルであった場合、リハビリ部門管理者自身が行っていることが逆に部下を路頭に迷わせるきっかけになってしまう可能性もあります。そこで、この節では、

様々なキャリアの選択肢に触れ、今後はどのように指導すべきか方向性を示していきたいと思います。以下、理学療法士を例に現状を整理します。

## 7-2-1　専門や認定制度、大学院という選択肢

### ❶　認定・専門制度を活用してのキャリアアップ

　日本理学療法士協会[10) 11)] によると、2017 年時点での認定理学療法士の取得者数は 4,055 名となっています。総会員数が 115,587 名（2017 年 12 月時点）なので、取得者は約 3.5 ％となっています。専門理学療法士取得に関しては、2016 年時点での取得者数は 1,792 名となっています。総会員数が 96,648 名（2016 年 4 月時点）なので、取得者は約 2 ％にも満たない数となっています。

　認定・専門制度とは、自らの専門性を高め、高い専門的臨床技術の維持、社会、職能面における理学療法の専門性（技術・スキル）を高めていくことを目指した制度です。今後も登録理学療法士制度をはじめ、協会主導での生涯教育は継続されます。ただし、これらの資格を取得しても、現時点で診療報酬が上がることはないため、おそらくこれが給与に反映されることは少なく、給与を決める経営側からみればあくまでも自己研鑽になるでしょう。

### ❷　大学院進学でのキャリアアップ

　次に、リハビリセラピストとして大学院進学をするという選択肢もあります。大学教員や研究者を目指す上では「博士」がパスポート的な意味を持ちますし、自己研鑽として専門性を突き詰める上で進学を検討している人もいます。他の医療職種では医師や薬剤師が修士課程（6 年制）までを基礎教育と位置づけていることや、アメリカやカナダが修士課程までを基礎教育、オーストラリアは開業権取得の条件を修士課程の修了としており世界的にはより高度な教育レベルを求めている流れもあります。

　日本では、大学院における理学療法教育の課題と将来展望に関する答申書[12)]でも指摘されているように、理学療法関連の大学院（修士・博士）の教育環境は非常に充実してきている一方で、看護系大学院の CNS コース（専門看護師

コース）などのように、修士課程と協会認定・専門資格などとの連携はほとんどありません。また大学に進学しても病院等に就職・転職する際、あるいは院内でキャリアアップをする際の「付加価値」（例えば、給与面のアップなど）としてなかなか反映されない側面もあります。この点に関しては、上記した「認定・専門制度」と同じような課題があると言えます。

## 7-2-2　リハビリセラピストの生き残り戦略～5STEP でキャリアの軸を創る

　さて、これまで「リハビリセラピストを取り巻く状況」「キャリア理論」について述べてきましたが、それらを踏まえて本書の読者であるリハビリ部門管理者（あるいは管理者候補）が明日からでも自身のキャリア構築、部下のキャリア構築のヒントになるであろう『リハビリセラピストの生き残りキャリア戦略』を「キャリア視点を理解する」「技術の「深化」」「取り組める範囲の拡大」「オリジナリティ」「キャリアデザインの見直し」という5つの STEP で考えていきます。

### ❶　5STEP

**STEP1：キャリア視点を理解する**

　STEP1 では、キャリアを一方向性ではなく3つの視点（軸）で考えます。

　ここでは3つの視点（軸）を「スペシャリティキャリア」「ジェネラリティキャリア」「オリジナリティキャリア」と呼び、それぞれに以下のような意味を持たせます。

　(1)　「スペシャリティキャリア（軸）」

　　　リハビリ業界内で特定の専門領域における技術やスキルを極め（深め）て新たな価値や可能性を見出す。

　(2)　「ジェネラリティキャリア（軸）」

　　　リハビリ業界内で取り組む領域・取り組める幅を広げることで新たな価値や可能性を見出す。

図表 7-3
**STEP1**：「スペシャリティキャリア」・「ジェネラリティキャリア」の視点を身
につける

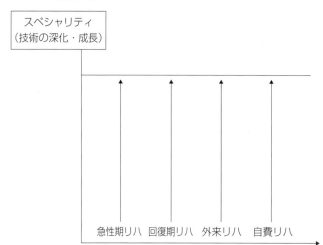

スペシャリティ
（技術の深化・成長）

急性期リハ　回復期リハ　外来リハ　自費リハ

ジェネラリティ
（出来る幅の広がり）

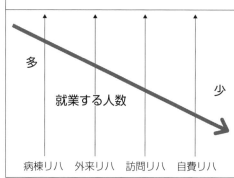

スペシャリスト
（技術の深化・成長）

スペシャリスト系キャリアアップ

多

少

就業する人数

病棟リハ　外来リハ　訪問リハ　自費リハ

ジェネラリスト
（出来る幅の広がり）

(3)　「オリジナリティキャリア（軸）」

　　　リハビリ業界のフレームワークを外し異業種やノンテクニカルな技術
　　やスキルと掛け合わせることで新たな価値や可能性を見出す。詳しくは
　　「STEP4」で説明します。


　では、今回は1つの事例として「脳卒中分野で徒手療法を学びキャリア
アップを目指す理学療法士」という設定で考えてみたいと思います。
　この事例の場合、
　(1)　スペシャリティキャリア：**徒手療法や様々な評価技法などの技術的な**
　　　　　　　　　　　　　　　　**深化**
　(2)　ジェネラリティキャリア：急性期病棟、回復期病棟、療養病棟、老
　　　　　　　　　　　　　　　　健、訪問リハ、デイサービス、自費リハな
　　　　　　　　　　　　　　　　ど**取りくめる領域の拡大**
　先に述べたように、**例えば、現在8割以上の理学療法士が医療機関勤務**
という実態もあることから、介護保険領域や自費領域の就労者人口はそれら
に比べて少数だといえます。キャリア戦略においてこの点をどのように解釈
し、自分のポジションを構築していくのかを以下の STEP で考えていきま
す。


STEP2：技術の「深化」

　STEP1 でそれぞれの軸の意味を理解したら次に、その持っている技術を
どこまで「深化させるのか」を考えます。技術の深化に関しては、**「臨床的**
**技術の深化」**パターンと、**「学術的技術の深化」**パターン、あるいはその
**「両方を極める」**パターンに分けられます。
　理学療法士や作業療法士の多くが、「8割就労者のいる医療保険分野」で
「臨床的・学術的な技術」の深化をキャリアの軸にしていると想像ができま
す。一方、例えば特定領域のみに限った技術の深化にはリスクが伴うことも
理解しておく必要があります。

　例えば、数年前には「花形」と言われていた回復期リハビリテーション病棟も在院日数が短縮される傾向にあり、「高い点数・加算」で知られていた訪問看護ステーションからの訪問リハビリに関しても、報酬改定を重ねる中で徐々に点数が減らされています。リハビリ業界に限って言えば、その多くが常に制度と隣り合わせであることを意識しておく必要があります。

　そういう意味では、「極める技術」に関しても、組織や制度、業界に依存する技術ではなく「汎用性（ポータブル）のある技術（補足１参照）」を身に付ける視点も持ち合わせておくべきでしょう。

図表7-4
**STEP2**：「スペシャリティキャリア」の視点

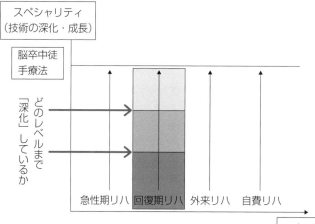

〈補足1：汎用可能（ポータブル）スキルとは〉

◆組織依存型スキル

　所属している組織で通用するスキル

　→組織内政治（人脈）、組織内ルール

◆業界特化型スキル

　自分たちの業界で通用するスキル

　→理学療法の徒手テクニック、作業療法の
　　理論など

◆汎用可能（ポータブル）スキル

　どの組織・業種に言っても通用するスキル

　→マネジメント・リーダーシップ・Web ス
　　キル など

**ポータブルスキルとは？**

■組織を超えて（越境＊後述）成果
　を出すスキル

■自分の得意なものや人に貢献できるこ
　とを**分類・整理**する

■異なる世界で物事を**抽象化**して自分の
　経験と照らし合わせる

■異業種との新しいコラボで**仮説を設定**
　して新しい価値を作り出すために活
　動する

## STEP3：「取り組める範囲の拡大」

　次の STEP3 では、技術の「取り組める範囲の拡大」について考えます。「技術の深化」ではなく、"平凡な"技術でも領域を変え、展開することで可能性を広げることができます。もちろんその場合も技術の深化が深いにこしたことはありません。

　例えば、**脳卒中の徒手療法技術**を高い水準で持っていたとしても、8割が働く「医療保険分野の病棟リハビリ」という領域では、キャリアにおいて**"抜きんでる"**ことが容易ではありません。一方で、昨今成長著しい保険外を代表する「自費リハ」という領域であればどうでしょうか。

　まだ就業者自体も少なく、新規性もあるため、キャリア戦略的には優位性・希少性があります。このように、「同じ技術」だとしても希少性を見出すために戦略的に働く領域を変えることも新たな価値や可能性を見出す上では重要な考え方となります

　一方で、国の政策として「在宅医療・介護の推進」が掲げられ、「就業者数が少なく競合がいない」という"チャンス"がある中においても、在宅領

域で働くリハビリセラピストが絶対数が足りていない現状もあります。これは医師や看護師も同様です。つまり、単純に「就業者数が少なく競合がいない」というだけでは、そのようなキャリアを選択しないという課題もあります。

このあたりに関しては、各人が抱く職業イメージの差異（医療者は病院で働くのが当たり前など）や専門教育段階でのカリキュラム（在宅領域は新しい分野であり、まだまだ教育体制が追いついていない現状があるなど）である影響を受けることなどが考えられますが、この STEP3 のような視点は身につけておいて損はないでしょう。

図表 7-5
**STEP3**：「ジェネラリティキャリア」の視点

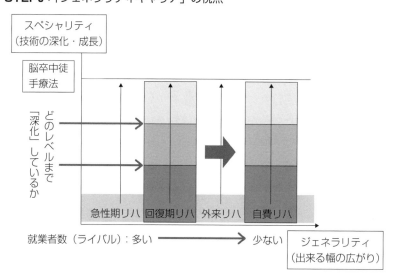

〈補足2：働く領域に関しては「Public」「Semi-Public」「Private」で分けることもできる〉

先ほどの医療保険分野、介護保険分野、自費分野といった **"横断的な領域選択"** 以外にも、同業界内で「Public」（公的な仕事：国や行政・協会の仕

事など)、「Semi-Public」(半公的な仕事：病院や介護事業所の仕事など)、「Private」(私的な仕事：個人事業主的な仕事など) と "縦断的な領域選択" をする視点も身に付け、これを循環させながら実践するといいでしょう。いずれにしても「1つの領域に偏っている」ことはリスクが高いと言えます (図表7-6)。

図表7-6

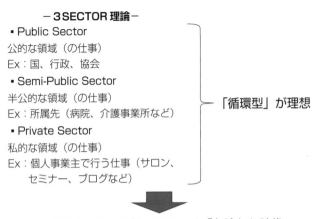

STEP4：オリジナリティ

さて、STEP3まではどちらかと言えば「既存のフレームワーク」の中でのキャリア戦略とも言えます。しかし、業界を変える、業界にイノベーションを起こす、職域を拡大する、認知度を上げるためには、これらスペシャリティキャリア軸、ジェネラリティキャリア軸だけでは不十分です。

理由としては、既存のフレームワークに内だけのキャリア戦略だけで考えた場合、キャリアのロールモデルが変わった場合に大きなリスクにさらされます。そこで、STEP4で紹介する「オリジナリティキャリア軸」を構築する必要がでてきました。

オリジナリティキャリア軸については端的に言えば、以下に示すような

図表 7-7　マーケット思考との両輪で考えていく

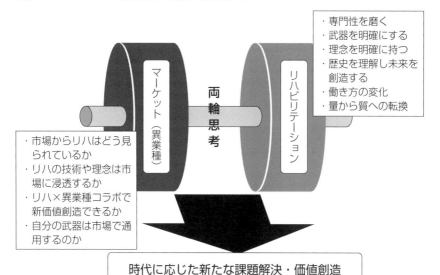

図表 7-8
**STEP4**：「オリジナリティキャリア」の視点

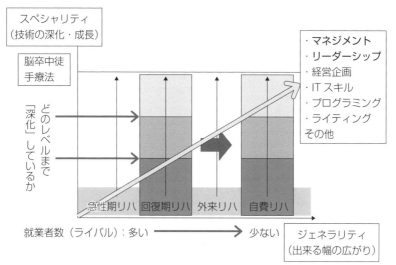

「マーケット思考を身につけましょう」ということです。ここで言う「マーケット思考」とは、『世の中の変化を感じ、自己と他者、クライアントのニーズをきちんと認識し、自分の強みと弱みを踏まえた上で、どの部分で勝負をするのかを考えること』という意味で考えてください。このマーケット思考で考えることが「オリジナリティキャリア軸」を構築する上で重要です。

　つまり、STEP4では「業界内外問わず視野を広げ、業界を俯瞰して考え軸を構築する」必要があるということです。これを踏まえて、〈補足3〉に示すような形で考えていきます。

〈補足3：1つの軸だけでなく複数の組み合わせから「オリジナリティ」を見出していく〉

　事例で挙げている「脳卒中の徒手療法でキャリアアップ」を考えている理学療法士を例にこの「オリジナリティキャリア軸」を考えてみます。より具体的に落とし込んでいくには、複数の軸の組み合わせで考えるのも一案です。これらを踏まえて、以下のようなキャリアモデルのケースを考えてみます。
【例】

---

（ケース1）：スペシャリティキャリア軸が全国・世界レベルの場合
　　　　　　「高い徒手療法のレベル」（スペシャリティ）×「病棟領域」（ジェネラリティ）×「教育やコンサルティング」（オリジナリティ）

　徒手療法のレベルが全国・世界レベル（臨床的技術の深化）、あるいは徒手療法に対する学術的深化のレベルが高ければ、スペシャリティキャリアの軸だけでキャリア戦略を構築することも可能です。そのため、例えば就労人口の多い病棟リハの領域で勤務し、ポジションを構築することも可能となります。勤務時間外でセミナー講師や本の執筆などをする場合には、その技術を高めていくことで「教育者」としてのポジ

ションを確立することも可能です。また、技術の深化レベルが高い場合
には医療機器開発メーカーから技術コンサルティングを依頼されること
があるかもしれません。

---

（ケース2）：ジェネラリティキャリア軸が就労人口少なく・成長著しい
　　　　　自費領域の場合
　　　　　「平均的な徒手療法のレベル」（スペシャリティ）×「自費
　　　　　領域」（ジェネラリティ）×「ブログ構築」（オリジナリティ）
　平均的な徒手療法のレベルであった場合、もちろん臨床的・学術的技
術の深化を研鑽し続けることはプロとして求められますが、（ケース1）
のような病棟領域ではなく成長著しい自費領域に拠点を変えるだけで、
先に述べているように就労人口の観点だけでも希少性は高まります。加
えて、ブログ構築をする技術があった場合には、例えば組織全体のブロ
グで情報発信をする広報的な役割を担うなど、新たな可能性にチャレン
ジすることもできます。

---

　この（ケース1）、（ケース2）はあくまで一例にしかすぎません。ここで
伝えておきたいのは、1つのキャリア軸にこだわらずに様々な掛け合わせを
することで可能性が限りなく広がるということです。この点を意識しなが
ら、是非自分自身や部下のキャリア戦略を考えてみてください。

## STEP5：キャリアデザインの見直し

　以上、リハビリセラピストのキャリアを考える上では、〈補足3〉で示し
たような考え方が求められてくると考えます。

　例えば、今後需要が増える都合で供給も多くなると予想できる保険外の
「自費領域」で活躍するためには、医療機関で行っていた徒手療法の技術だ
けでは太刀打ちできず、その領域で必要となるコミュニケーションスキルや

経営スキルなどを柔軟に身につけていくことが求められることが予想できます。

　そうした就職や転職、キャリアを掛け合わせるタイミングは「予想しないタイミング（偶発的タイミング）」で目の前に現れます。その際に、今まで述べてきたようなキャリアデザインやキャリアドリフトといった理論、キャリア戦略を少しでも把握していれば、選択の幅、決断の後押しになると考えます。

　特定の領域で圧倒的な深化がない限り、こうしたキャリアの掛け合わせによる戦略的思考がより一層求められます。ただし、現在こうしたキャリアデザイン含めたキャリア教育がなされているのは、一部の養成校だけのように感じます。リハビリセラピストのキャリアモデルは常に変化し続けているため「技術だけ磨いていれば大丈夫」という時代は終わり、こうしたキャリアの考え方が必要不可欠な時代になっていると認識することはリハビリ部門管理者にとって重要だと言えます。

図表 7-9
**オリジナルのキャリアをデザインする「5つの STEP」サイクル**

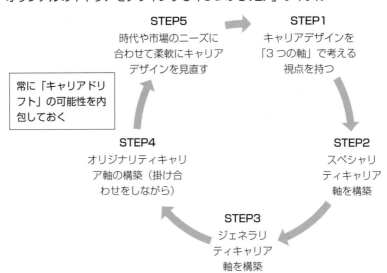

❷　キャリアの四面体：「キャリアの構造」をシンプルに見える化する

　今、述べた５STEPサイクルをもう少しシンプルに構造化すると、**図表7-10**に示すように四面体になると筆者は考えます。まず、リハビリセラピストの「専門技術」、「専門知識」、「経験値」という要素（点）で底辺とします。

　次に、養成校で学んだリハビリセラピストの臨床現場で用いるスキル以外の要素（ここではノンテクニカルスキル：ITスキル、プログラミングスキル、ライティングスキル、研究スキル、マネジメントスキル、経営企画スキル）を頂点とします。

　さらに、底面を経験に伴い、相応の専門知識、専門技術を身につけた**臨床現場で働く大多数のリハビリセラピスト**として、「専門技術（値）・ノンテクニカルスキル」を**起業・復業家ライン**、「経験（値）・ノンテクニカルスキル」を管

図表 7-10　キャリアの四面体

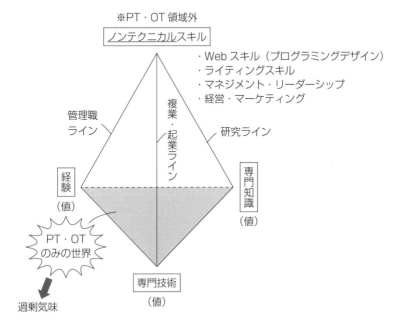

理職ライン、「専門知識（値）・ノンテクニカルスキル」を研究ラインとします。

　このように考えると、理学療法士（あるいは今後作業療法士や言語聴覚士も）が過剰気味というのは底面を構成する有資格者であり、今示した3つのキャリアラインを選択しながら（もちろん同時に進むこともある）武器を磨いていけば、1人ひとりの希少価値が高まり、組織や社会から重宝される人材になると考えます。

　少しでも理想のキャリアを歩めるよう、また部下に対してサポートできるように、リハビリ部門管理者はこのような構造を理解しておくとよいでしょう。

## 7-3　医療・介護のビジネスモデルを俯瞰する

### 7-3-1　ビジネスモデルとは

　ビジネスモデルとは、どのように価値を創造し、顧客に届けるかを論理的に記述したものです。

　本書においては、多くの医療介護職がマネジメントに関わることを想定して、「共通言語」として利用しやすい「Bussiness model canvas（Strategyzer AG）」を使用して解説します。

### 7-3-2　ビジネスモデルキャンバスとは

　ビジネスモデルキャンバスは、9つのブロックに分かれています（**図表7-11**）。
　・CS：顧客セグメント
　・VP：価値提案
　・CH：チャネル
　・CR：顧客との関係
　・R＄：収益の流れ

図表 7-11

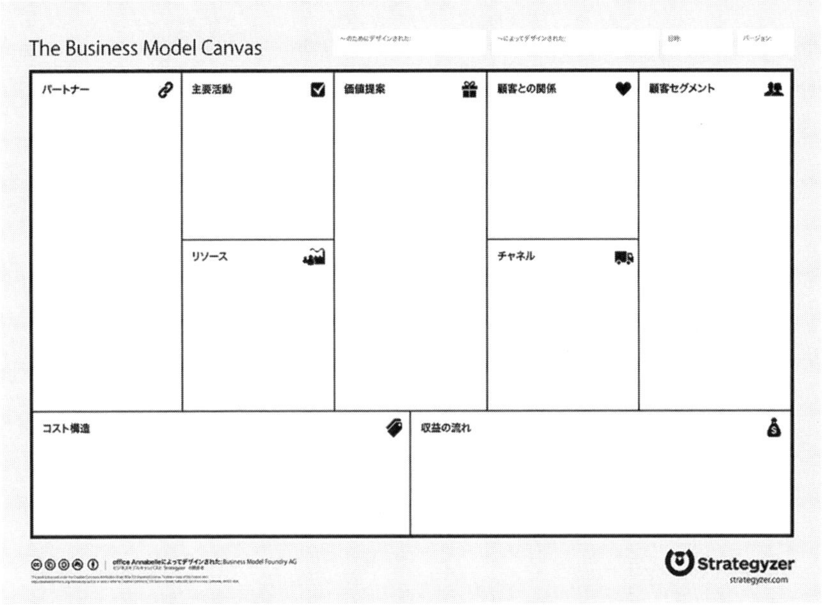

・KR：キーリソース
・KA：主要活動
・KP：パートナー
・C＄：コスト構造

　これら9つを理解し、自身の所属している部署について記載してみるとよい
と思います。次項にその例を記載します。

## 7-3-3　各所属ごとにおけるビジネスモデルキャンバスの例

　それでは、具体的にその例を提示してみます。

## ❶　急性期病棟

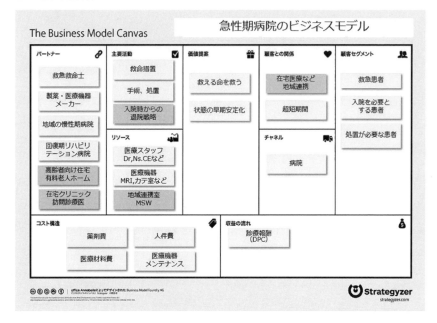

**❷ 回復期病棟**

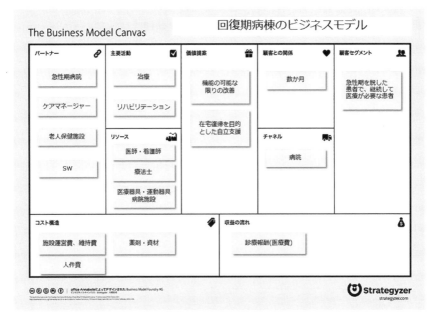

The Business Model Canvas　回復期病棟のビジネスモデル

| パートナー 🔗 | 主要活動 ☑ | 価値提案 🎁 | 顧客との関係 ❤ | 顧客セグメント 👥 |
|---|---|---|---|---|
| 急性期病院 | 治療 | 機能の可能な限りの改善 | 数か月 | 急性期を脱した患者で、継続して医療が必要な患者 |
| ケアマネージャー | リハビリテーション | 在宅復帰を目的とした自立支援 | | |
| 老人保健施設 | **リソース** 🏭 | | **チャネル** 🚚 | |
| SW | 医師・看護師 | | 病院 | |
| | 療法士 | | | |
| | 医療器具・運動器具病院施設 | | | |

| コスト構造 🏷 | | 収益の流れ 💰 | |
|---|---|---|---|
| 施設運営費、維持費 | 薬剤・資材 | 診療報酬(医療費) | |
| 人件費 | | | |

**Strategyzer**
strategyzer.com

❸ 地域包括ケア病棟

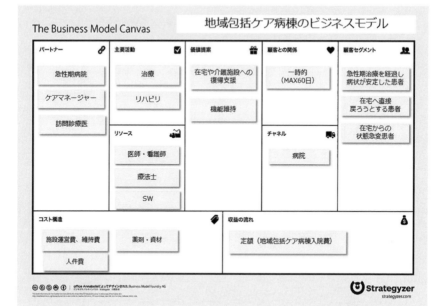

The Business Model Canvas

地域包括ケア病棟のビジネスモデル

| パートナー | 主要活動 | 価値提案 | 顧客との関係 | 顧客セグメント |
|---|---|---|---|---|
| 急性期病院 | 治療 | 在宅や介護施設への復帰支援 | 一時的（MAX60日） | 急性期治療を経過し病状が安定した患者 |
| ケアマネージャー | リハビリ | 機能維持 | | 在宅へ直接戻ろうとする患者 |
| 訪問診療医 | **リソース** | | **チャネル** | 在宅からの状態急変患者 |
| | 医師・看護師 | | 病院 | |
| | 療法士 | | | |
| | SW | | | |

| コスト構造 | 収益の流れ |
|---|---|
| 施設運営費、維持費　　薬剤・資材 | 定額（地域包括ケア病棟入院費） |
| 人件費 | |

office Annabelleによってデザインされた: Business Model Foundry AG

Strategyzer
strategyzer.com

**❹ 訪問看護**

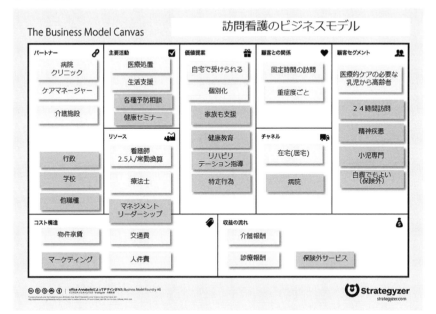

The Business Model Canvas — 訪問看護のビジネスモデル

**パートナー**
- 病院クリニック
- ケアマネージャー
- 介護施設
- 行政
- 学校
- 他職種

**主要活動**
- 医療処置
- 生活支援
- 各種予防相談
- 健康セミナー

**リソース**
- 看護師2.5人/常勤換算
- 療法士
- マネジメントリーダーシップ

**価値提案**
- 自宅で受けられる
- 個別化
- 家族も支援
- 健康教育
- リハビリテーション指導
- 特定行為

**顧客との関係**
- 固定時間の訪問
- 重症度ごと

**チャネル**
- 在宅(居宅)
- 病院

**顧客セグメント**
- 医療的ケアの必要な乳児から高齢者
- 24時間訪問
- 精神疾患
- 小児専門
- 自費でもよい(保険外)

**コスト構造**
- 物件家賃
- マーケティング
- 交通費
- 人件費

**収益の流れ**
- 介護報酬
- 診療報酬
- 保険外サービス

office Annabelleによってデザインされた Business Model Foundry AG

**Strategyzer**
strategyzer.com

## ❺　訪問リハビリテーション

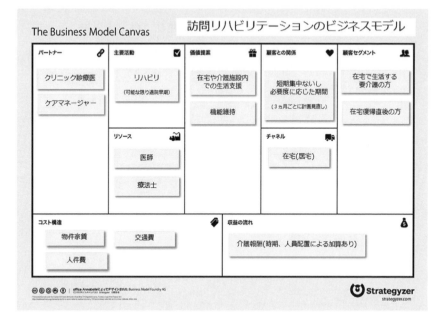

## ❻ 通所リハビリテーション

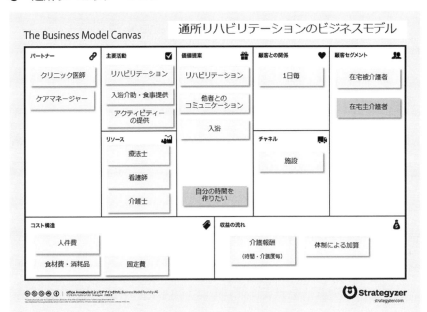

The Business Model Canvas — 通所リハビリテーションのビジネスモデル

**パートナー**
- クリニック医師
- ケアマネージャー

**主要活動**
- リハビリテーション
- 入浴介助・食事提供
- アクティビティーの提供

**リソース**
- 療法士
- 看護師
- 介護士

**価値提案**
- リハビリテーション
- 他者とのコミュニケーション
- 入浴
- 自分の時間を作りたい

**顧客との関係**
- 1日毎

**チャネル**
- 施設

**顧客セグメント**
- 在宅被介護者
- 在宅主介護者

**コスト構造**
- 人件費
- 食材費・消耗品
- 固定費

**収益の流れ**
- 介護報酬（時間・介護度毎）
- 体制による加算

Strategyzer
strategyzer.com

### ❼　介護老人保健施設

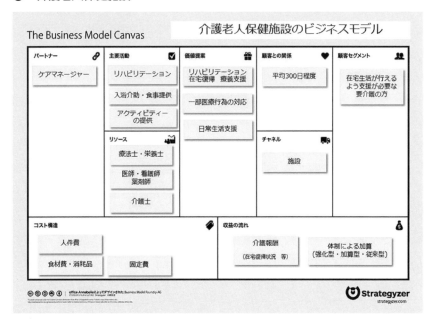

## 7-3-4　時流に乗るための活用方法

　ビジネスモデルキャンバスを利用した際にマネジメント層としてどのように活用すべきか、例を提示しながら考えていくこととします。

　リハビリセラピストは保険内でのサービスによって収益を得る構造になっていることから、当然国の社会保障制度の変化による影響を受けます。多くのマネジメント層は、厚生労働省の最新情報（厚生労働省　社会保障審議会等）を確認しながら、日々そのサービスの改善を図っています。

　ビジネスモデルキャンバスにおいては、9つのブロックの各セグメントの関係性が1枚のキャンバスによって表現されるため、1つでもブロックの内容を操作してみると、お互いに関係しているブロックがおのずと影響を受けることが分かります。

　つまり、現状でマネジメントを行っている事業をビジネスモデルキャンバス

に書き起こし、具体的にセグメントのどの部分が今後変化していくか、モデルが変わった後の形を記載したり、リソースとしてのリハビリセラピストの役割がどのように変化していくか記載することで、具体的に顧客に与える価値が変わっていくことも見えてきます。

　上席者への提案においても、部下へのビジョンの提案にも視覚的に理解しやすいキャンバスを活用することで、提案・理解への時間短縮として活用することもできるでしょう。

## 7-4　これから求められるのはビジネスモデルへの理解

### 7-4-1　顧客はいったい誰なのか

　ここまで様々な例を通して、ビジネスモデルを視覚的に表現する方法を提示しました。すでにお気づきの方もいらっしゃると思いますが、働く環境、働く場の人、患者や利用者などを考えた場合、顧客を誰にするかによって与える影響が多岐にわたることが理解できたと思います。例えば、急性期病院として考えた場合、当然、主の顧客は患者となります。しかしながら、連携先の後方病院や、現場で働く医師、看護師なども顧客として考えた場合、リハビリセラピストとして提供する価値やその具体的活動が変わる点が理解できると言えます。

　つまり、顧客を誰において組織を考えるかで、向かう方向性が変わる点を忘れてはならないのです。

### 7-4-2　ビジネスモデルを層で考える

　7-4-1で紹介したように、各領域におけるビジネスモデルが違う点を説明しました。

　「経営」という観点で見れば、俯瞰して「儲かる仕組み」としてのビジネスモデルを書き出すことができます。一方で、どこかぼやっとした印象を感じる人もいるのではないでしょうか？

　具体的にビジネスモデルキャンバスを活用してリハビリ部門の方針や検討を行うためには、リソースをリハビリセラピストとして書いてみるとよいでしょう。リハビリセラピストのどのような活動が、顧客に価値を提供するのか、明確にしていくことが可能となります。つまり、単にビジネスモデルを儲かる仕組みだけの表現でなく、部門の活動方針等に主軸を置いて記載することによって、これからマネジメントする際の立ち位置から共通言語を作り検討を行っていくことができるでしょう。

　非常時の対応にも活用が可能です。非常時にはサービスの提供体制そのものの見直しが必要なケースも多く、サービス提供の具体的な仕組みや流れについて把握することがとても大切になるでしょう。図式化することで、どの部分を見直せば問題が解決できるか認識しやすくなるため、話し合う・説明するツールとして使ってみてはいかがでしょうか？

## 7-4-3　なぜビジネスモデルへの理解が必要なのか？

　未来投資会議 第 7 回（平成 29 年 4 月 14 日）資料 5　厚生労働大臣提出資料には「科学的介護の実現―自立支援・重度化防止に向けて―」と題し、以下の 3 点についてその目標について掲げられています。

① 　科学的に自立支援等の効果が裏づけられた介護を実現するため、科学的分析に必要なデータを新たに収集し、世界に例のないデータベースをゼロから構築。

② 　データベースを分析し、科学的に自立支援等の効果が裏付けられたサービスを国民に提示。

③ 　2018（平成 30）年度介護報酬改定から、自立支援に向けたインセンティブを検討。「量から質の評価」

　現状では、まさに効果が裏づけられ、結果としての質の評価がインセンティブの基礎になることは言うまでもないといえます。組織として目指すもの、具体的価値がどのようになっていくか、個々のリハビリセラピストが考えていく組織マネジメントが今後求められることから、「どのように価値を創造し、顧

客に届けるかを論理的に記述」する能力を高めるため、ビジネスモデルの基礎を学んでおく必要性があるといえます。

### 7-4-4 私のビジネスモデルを書いてみる

　これからの社会において多様な働き方や社会貢献を考えた際、あなたの価値は何でしょうか？最後に、自分と向き合う1つの方法をビジネスモデルキャンバスを使って書き出してみましょう。

（事前に行うこと）

① 自分とは何か？主に役割を端的に付箋に10個記載する

② その中で、具体的にどんなことに興味があり、楽しいと感じるか書き出す

③ 書き出した具体的な内容を合わせ、共通項をいくつか絞り出す

④ モデルとして考えたい役割を1つ選ぶ

（役割の選定ができたら行うこと）

① 自分のKRを書き出す

② 具体的にかかわりたい、貢献したい分野に自分がどのような価値を提供できるか、VPに記載する

③ 価値を提供する顧客がどのような顧客か考え、CSに記載する

④ 価値を提供するための具体的活動をKAに記載する

⑤ 一緒に活動を行うパートナーをKPに記載する

⑥ コスト、収入を考え、C$、R$に記載する

　振り返ったら、自分が今、あるいは未来にどのような活動を行い、価値を提供するか、ストーリー仕立てで物語を考えるとよいでしょう。

　また、価値を提供するために今の自分に何が必要か考え、整理されることもメリットの1つと言えます。

　所属する組織の中で実現していくのもよし、一歩でも二歩でも外に出て実現するもよし、自身のビジネスモデルをデザインすることで「あなたの価値は何か？」言える人、できる人になりましょう。

（参考・引用文献）

1）連載　医出づる国　第6部『「削りしろ」探せ（3）』日本経済新聞朝刊
2015-9-17

2）第1回理学療法士・作業療法士需給分科会 資料5『理学療法士を取り巻く状
況について』（2016）

3）第1回理学療法士・作業療法士需給分科会 資料6『作業療法士を取り巻く状
況について』（2016）

4）財政制度分科会 資料『社会保障について② 各論』（2017）

5）第9回歯科医師の資質向上等に関する検討会 資料『歯科保健医療ビジョンに
ついて』（2017）

6）日下隆一（2013）『理学療法士・作業療法士の給与総額とその規定要因につい
て』佛教大学保健医療技術学部論集 第7号, 51-59, 佛教大学

7）金井 壽宏（2002）『働くひとのためのキャリア・デザイン』PHP 新書

8）児美川 孝一郎（2016）『夢があふれる社会に希望はあるか』ベストセラーズ

9）J.D. クランボルツ・A.S. レヴィン（2005）『その幸運は偶然ではないんです！』
（花田光世・大木紀子・宮地夕紀子訳）ダイヤモンド社

10）認定理学療法士の取得状況について　日本理学療法士協会（2017）
http://www.japanpt.or.jp/members/lifelonglearning/nintei/statistics/

11）専門理学療法士の取得状況について　日本理学療法士協会（2016）
http://www.japanpt.or.jp/members/lifelonglearning/senmon/statistics/

12）（社）全国大学理学療法学教育学会『「大学院における理学療法教育の課題と
将来展望」に関する答申書』公益社団法人日本理学療法士協会（2015）

**After story**

# 「セラピストとしてのキャリアデザインで社会問題を解決していく」

「よっ、久しぶり、結婚の準備は進んでいるか」

「お久しぶりです。先輩」

　遠藤と大城の久々の再開だ。この日が来るのを遠藤は心待ちにしていた。自分の将来をどうするかを決めていく第一歩になる。

「早速なんですけど、キャリアデザインについて教えて欲しいのですが」

「まず、キャリアデザインが必要な理由からだ。日本の企業は戦後の高度経済成長で、年功序列、終身雇用制度が定着していた。言い換えれば、これは企業が従業員の「生活の責任まで持つ」といいことだ。なので、その人の頑張りに応じて給与が決まるのではなく、基本的には年齢や勤務年数に応じて決まっていく。だから、一番給与が高いのは、50代なんだ。50代は子どもの学費で一番お金がかかるからだ。その代わり、20代は非常に安い」

「そうなんですね。頑張りに応じて決まっているわけじゃないんですね」

「残念ながらそうなんだ。ただ、それが徐々に見直されつつあるんだ。特に企業と従業員の関係が昔ほど密接ではなくなってきているんだ」

「それはどうしてですか」

「まあ、いろんな理由があるが、一番は、働く人の価値観の多様化だろうな」

「価値観の多様化？」

「そうだ。例えば理学療法士でも昔は、みんな病院で患者のリハビリをすることが主流だった。もちろん、今でもそれが主流であることには変わらないのだけど、それと同時に、理学療法士のスキルを使って、例えば、高校や中学の運動部のトレーナーをしたり、ヨガのインストラクターをしたり発達障害の塾をしたりと社会問題に取り組む理学療法士も増えているん

だ」

「そうなんですね。知らなかったです」

「それは、やはり給与が上がらないからですか」

「まあ、お金もあるだろうけど、病院の仕事は継続しながら、あとは自分の好きなことや得意なことをして、社会に貢献するということかな。お金もあるけど、どちらかと言えば、社会貢献活動なのかな。でも、俺の友人でも結局、それで独立しているやつもいるけどな」

「好きなことや得意なことか」

「そうだ、まずは、自分のキャリアをどうしていきたいかとキャリアデザインが必要だ。これは、誰かが答えをくれるものじゃなく、自分で考えなければならない。仕事とプライベートを含めて考えた方が良い」

「うーん。急には出てこないですね」

「まあ、そんなに焦ることはないよ。無理して考えるものでもないしね。今、遠藤は、理学療法士としてキャリアドリフトの時期だろうし」

「キャリアドリフトですか？」

「そうだ。今すぐ理学療法士の仕事がなくなるわけじゃないから無理して別のことを探す必要はない。ドリフトしていけば良いんだ。ただし、狭い価値観の中に身を置いてはいけない。広い視野を持って、理学療法士の遠藤として、社会にどのような貢献ができるかを考えておいた方が良い」

「なんか、カッコいいですね」

「そっか」

　大城は、恥ずかしそうに笑って、飲み物を一口飲んで話を続けた。

「ひと昔前は、理学療法士に求められていたのは、技術や科学的根拠に基づく実践だった。まあ、これは今も重要ではあるけどな。ただ、最近は、病院や介護施設でのリハビリだけじゃなく、社会課題の解決に役立てる人が求められているんだ」

「社会課題の解決ですか。難しそうですね」

「そうだな。ただ、社会問題というのは身近にいくらでも存在している。

例えば、腰が痛くなりにくい椅子の開発や長時間歩いても疲れにくい靴とか企業と理学療法士がコラボすればいいと思うんだよ」

「えーそんなことできるんですか。すごいですね。どうやったらそんなことができるようになるんですか」

「まあ、まず、自分がやりたいかどうかが重要だ。それを決めていくのがキャリアデザインってわけだ」

「なるほど。そうなんですね。じゃあ、大学院には行かない方が良いんですか」

「いや。それも良い悪いというものではない。ただ、大学院に行けばいいのではなく、何か研究したいテーマがあるなら大学院に行く価値は十分にある。勉強することは悪いことではないし、知識というのはあって邪魔になるものじゃないからな」

「そうなんですね。僕は、何となく大学院に行けば勉強になって、将来が安定すると思っていましたが、そうじゃないんですね」

「大学院に行くのと将来が安定するのは別の話だ。キャリアには大きく3つある。それは、スペシャリティキャリアとジェネラルキャリア、そしてオリジナルキャリアだ」

　そして、大城はそれぞれのキャリアの特徴について話していった。

「じゃあ、僕は今の段階では、キャリアドリフトしながらでも、ジェネラルキャリアを考えていった方が良さそうですね。介護保険のことはよく分かっていないのですが、退院後の患者のフォローもこれからは大事だと思うんですよね。ちょっと介護分野のリハビリも勉強すれば、急性期から回復期、そして介護まで働けるようになりますよね」

「そうだな。昔は、病院の理学療法士が少なかったから病院のリハビリを極めていけば良かったけど、今後もますます理学療法士が増えていくこと考えると、病院のリハビリもできるけど介護もできるというジェネラルな理学療法士の方が雇用機会は増えるかもな」

　遠藤は、不安と期待が半々だった。ここでいきなり「違う仕事をした方

が良い」と言われたらどうしようかと思ったが、今の仕事の枠を少し広げるだけで可能性がぐっと広がりそうだ。ただ、介護分野は未経験なのでそれはそれで勉強していかなくてはいけないだろう。


「先輩はこれからどうしようかと思われているのですか」

「まあ、俺も今の職場では一応、主任なんだけど、管理職になって改めて分かったことがあったんだ」

「それは、なんですか」

「それは、リハビリ管理職の学ぶ場がないことだ。管理職はいろいろ求められる割には、どうしたら良いかを教えてくれる人も場所もない」

「確かにそうですよね。僕もリーダーなんですけど、結構手探りでやることが多いですよ」

「まあ、俺の職場は、リハビリ部門が 20 人くらいだから、おそらく自分の職場内で管理者教育なんて無理だと思うんだよな。だから、病院、介護施設、法人を超えて業界全体で取り組むべき社会課題だと思うんだよ」

「すごいですね。先輩。なんでそんなこと思いついたんですか。天才じゃないですか」

「いやいや天才じゃないよ。実は、このようなフレームワークを使ったら出てきたんだ」

　大城は、1 枚の紙を出した。そこには、9 つのブロックに分かれた「canvas」と書かれた表があった。

「これをやっていたら、俺の顧客は、患者だけではなく、同じ悩みを持ったリハビリ管理者っていうのが出てきたんだ」

「出てきたってすごいですね」

「そうだな。でも、これがビジネスになるかどうかはこれからだ。お前もまたこの canvas やってみなよ」

　大城とのミーティングは非常に新鮮だった。今まで、大城のような同業者とは、患者の話や職場の話ばかりしていたが、キャリアの話やビジネス

モデルの話など今まで一度もしたことがなかった。お金のために安易に未経験なことに取り組むよりも、今の自分は Key Resource（重要な資源）として、どんな Value proposition（価値提案）ができるかが重要だ。

そして、自宅に戻り canvas を書いた。まず 1 枚目は、理学療法士としての自分を KR として書いた。最終的に VP は、「患者という CS」にむけては「介護保険分野のリハビリを提供する」だったが、「病院という CS」には「介護保険分野のリハビリ方法を院内に広げる」となった。なぜ病院が CS になったのか。それは、自分を病院のなかの理学療法士というセルフイメージではなく、自分自身を KR として置いたからからだろう。

リハビリ業界はこれからの大きく変わっていきそうだ。AI や IoT のような最新テクノロジーが導入されれば、さらに働き方は変わるだろう。遠藤は、キャリアデザインやビジネスモデルに触れたことで気づいたことがある。
「変化を拒絶し過去に執着するから将来が不安なんだ。時代の変化に乗っていくために視野を広く、学び続けることが必要だ」

## （著者プロフール）

## 三好 貴之 （みよし たかゆき）

株式会社メディックプランニング代表取締役 / 経営コンサルタント / 作業療法士 / 経営学修士 （MBA）
一般社団法人 Medi-Care Management 協会代表理事

佛教大学、日本福祉大学、岡山大学大学院卒。専門は、病院・介護施設におけるリハビリ機能強化による経営戦略立案で、全国多数の病院・介護施設のコンサルティングを実践中。また、講演では、年間 2,000 名を超える医師・看護師・リハビリ職・介護士など病院・介護施設の管理者に対する指導とアドバイスを行っている。また、著書に『マンガでわかる介護リーダーの仕事』（中央法規出版）をはじめ多数の業界誌に特集、連載記事を執筆している。

## 細川 寛将 （ほそかわ ひろまさ）

作業療法士 / 保健学修士 / 米国 NLP 協会 ™ 認定 NLP プラクティショナー／医療介護領域複業パラレルキャリア研究家
医療法人陽明会 まごころの杜施設長
株式会社クリエイターズ取締役
一般社団法人守破離代表理事
一般社団法人 Medi-Care Management 協会副代表理事

星城大学・大学院卒。医療介護業界における「複業・パラレルキャリア」研究の第一人者。複業解禁による企業採用強化や個人キャリアの可能性を医療介護業界に広めるべく奮闘中。自身も介護施設の施設長でありながら、複数の法人役員やプロジェクトリーダーを実践。セラピスト向けの個別コンサルティングや講演には多くのセラピストが押し寄せている。また、米国 NLP 協会 ™ 認定 NLP プラクティショナーを保有しており、医療介護現場におけるコミュニケーションの重要性についても発信している。

## 廣瀬 哲司 （ひろせ てつじ）

作業療法士 /BMIA 認定コンサルタント
株式会社 Social Code CDO （Chief Design Officer）
合同会社 CX　代表社員
合同会社リハコン　役員
一般社団法人 Medi-Care Management 協会　専務理事

急性期、回復期の経験後、救急病院にて手の外科専門の外来立ち上げに従事。自らのライフワークであった写真を使った広告事業参入と同時に、リハビリテーションに特化した介護施設・介護事業の管理職として 1 拠点のトップマネジメントを経験。現在は株式会社にて医療

福祉に係る営業企画・ビジネスモデル構築を行いながら、医療介護業界に特化したシェア人事サービスを展開。様々な法人の採用、教育、経営支援等を行っている。

## 甘利 秋月 （あまり しゅうげつ）

言語聴覚士 / 合同会社 KoKoRo 企画 代表社員 / 障害児向け学習塾 学舎 KOKORO 代表 / 医療介護福祉コンサルタント / 米国名称独占資格 LSVT®LOUD 認定士
一般社団法人 Medi-Care Management 協会 常務理事

防衛大学校卒。陸上自衛隊に入隊後、幹部自衛官にて管理職・幹部職を 10 年ほど経験。複数の災害派遣における現場指揮官を始め、教育訓練・情報管理責任者などに従事しつつ約 100 名のリーダーを経験。医療界に転身後は言語聴覚士として活動する傍ら、医療法人の戦略戦術企画室責任者、教育企画責任者等に従事。複数の大学の非常勤講師や職能団体の役員としても活動する。令和 2 年より合同会社 KoKoRo 企画を設立。障害児向け学習塾の運営や、全国の医療介護福祉施設等の経営・業務改善、管理者育成支援を行う。

【新版】

医療機関・介護施設の
リハビリ部門管理者のための
実践テキスト

2018 年 12 月 15 日　初版発行
2021 年 6 月 30 日　新版発行

著　者　　三好貴之／細川寛将／廣瀬哲司／甘利秋月

発行者　　橋詰 守

発行所　　株式会社 ロギカ書房
　　　　　〒 101-0052
　　　　　東京都千代田区神田小川町 2 丁目 8 番地
　　　　　進盛ビル 303 号
　　　　　Tel　03（5244）5143
　　　　　Fax 03（5244）5144
　　　　　http://logicashobo.co.jp/

印刷・製本　　藤原印刷株式会社
978-4-909090-61-4　C2047

# リハビリセラピスト必読!!

## もっと自分らしく仕事がしたい!

看護師・理学療法士、臨床工学技士、作業療法士・・・あなたの将来は安泰なのか。
本書は、医療・介護職がどのように将来のキャリアを描けばいいかを、著名なコンサルタントである自らの体験を基に書いた「キャリア・デザイン本」です。

## 医療・介護職の
## 新しいキャリア・デザイン戦略
### ～未来は、自分で切り拓く～

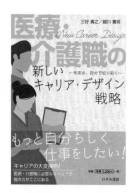

三好 貴之/細川 寛将
A5版・204頁・並製
定価:2,420円(税込)

【主要目次】
Case1　理学療法士@35歳　男性
　　第1章　医療・介護業界のキャリアとこれからのキャリア・デザイン
Case2　看護師@28歳　女性
　　第2章　キャリア・デザインの流れ　間違えないキャリアを歩むための基礎知識
Case3　作業療法士@28歳　男性
　　第3章　キャリア・デザインのフレームワーク
Case4　臨床工学技士@30歳　男性
　　第4章　キャリア戦略

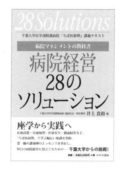

令和3年3月10日発売！

# コロナ禍は、私たちの何を変えるのか。

人、教育、医療、商業等の現場から、都市・まち（地域）・生活から見える Before/With コロナ

# Before/With コロナに
# 生きる社会を
# みつめる

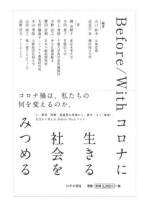

山口 幹幸・高見沢 実 編著
A5版・296頁
定価：3,300円（税込）

山口幹幸・元東京都／高見沢実・横浜国立大学／磯友輝子・東京未来大学／本田恵子・早稲田大学／井上貴裕・千葉大学病院／木野直之・中小企業診断士／櫻田直樹・日本不動産研究所／天野馨南子・ニッセイ基礎研究所／米山秀隆・大阪経済法科大学／山田尚之・鳩ノ森コンサルティング／髙野哲矢・アンドプレイス

第1部　現場から見える Before/With コロナ
第2部　Before/With コロナと都市・まち（地域）・住まい